완치비만

| 조승우 한약사의 완치 시리즈 2 |

완치비만

당신은 어떻게 살 안 찌는 사람으로 변했나요?

조승우 지음

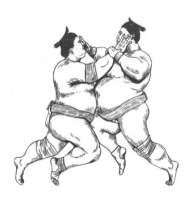

사이몬북스

조승우 한약사의 완치 시리즈 2

완치 비만
당신은 어떻게 살 안 찌는 사람으로 변했나요?

초판 1쇄 발행 2024년 4월 20일

지은이 조승우
디자인 책만드는사람
편집 무지개항아리rainbowpot@jajubora.com
그림 리피디(이승익)
인쇄 더블비
유통 협진출판물류
펴낸곳 사이먼북스
펴낸이 강신원
출판등록 2006년 5월 9일 제2006-000276호
주소 서울시 영등포구 영등포로 150, 생각공장 당산 B동 1212호
전화 02-337-6389
팩스 02-325-7282
이메일 simonbooks@naver.com
등록번호 ISBN 979-11-87330-30-1 13510

상처 입은 조개가 진주를 낳듯이

세계적인 미래학자 제러미 리프킨Jeremy Rifkin은 〈소유의 종말〉
The Age of Access에서 다음과 같이 갈파했습니다.

"세상은 0.1%의 창의적인 인간과 0.9%의 통찰력 있는 인간,
그리고 99%의 잉여 인간(유기물)으로 구성된다."

그의 말에 의하면, 증기기관과 방직기계를 발명한 사람은
0.1%의 창의적 인간이고, 모직물이 유행할 것을 알고 감자밭
을 갈아엎어 양을 키운 사람들은 0.9%의 통찰력 있는 인간인데,
0.1%+0.9%=1%를 제외하고 아직도 감자를 캐고 있는 99%의 사람

들은 잉여 인간이라는 말입니다.

자동차를 만든 헨리 포드는 0.1%의 창의적 인간이고, 자동차가 유행할 줄 알고 정유 사업을 일으켜 거부가 된 록펠러는 0.9%의 통찰력 있는 인간이며, 자동차의 편리성만 즐기는 99%의 사람들은 잉여 인간이라는 말입니다.

그가 말하기를 '나머지 99%의 사람들은 잉여 인간들이다'라고 하였는데 잉여 인간을 유기 물질Organic Material로 규정하면서 이들은 단백질 덩어리로 존재하다가 사라져버린다는 것이 제러미 리프킨의 역사관입니다. 다시 말해, 99%의 사람들은 평생 군중 심리에 이끌려서 이리저리 끌려다니다가 무덤으로 들어간다는 말입니다. 저를 보고 하는 말 같아서 속이 뜨끔합니다.

제가 '채소와 과일, 무첨가 주스를 꾸준히 먹기만 하면 비만과 질병이 완치된다'라고 아무리 외쳐도 대부분의 99%는 TV와 홈쇼핑과 쇼닥터Show Doctor의 말에 귀가 솔깃해서 '입에 털어 넣기만 하면 살이 빠지는 신비의 영약靈藥'을 더 선호한다는 사실을 저도 잘 알고 있습니다.

오직 죽은 물고기만이 강물의 흐름에 휩쓸려 떠내려간다.

Nur tote Fische schwimmen mit dem Strom.(독일 속담)

    우리 어리석은 인간들은 '속았다'라고 생각하면서 '또 속았다'
라고 반성하다가 '속고 또 속는 99%의 삶'을 살고 있습니다. 그것
은 마치 위 독일 속담처럼 강물에 휩쓸려 떠내려가는 죽은 물고기
와 같은 인생입니다. 우리가 남의 말과 매스컴에 질질 끌려다니면
서 자기 인생을 살지 못한다면 진정한 의미에서 죽은 사람이나 마
찬가지입니다. 시중의 장사꾼들에게 휩쓸리지 말고 진실을 꿰뚫는
혜안을 가지시길 부탁드립니다.

    그렇다고 제가 1% 안에 든다는 말은 아닙니다. 제가 〈채소과
일식〉과 〈완전 배출〉 책을 펴내고 활동하기 훨씬 이전부터 수많은
선각자가 있었습니다. 그들의 논점은 '혼탁한 세상에서 진실을 찾
지 말고 자연에서 정답을 찾으라'고 말했습니다. 저는 단지 그들의
이론을 정리해서 더 많은 사람에게 전파한 것뿐입니다. 아직은 젊
고 혈기 왕성한 제가 단상에 올라 확성기를 들고 '소리 높여' 외칠
뿐입니다.

    당신은 세상의 방식으로 수차례 살을 뺐지만 요요현상으로 다
시 살이 쪘을 것입니다. 다시 쪘을 뿐 아니라 더 쪘을 것입니다. 저
또한 당신이 했던 것과 똑같은 방식으로 '희망이라는 이름을 가장
한 고문의 세월'을 보낸 적이 있습니다.

    그러나 저는 177cm에 80kg으로 뒤뚱거리다가 62kg으로 살
이 빠진 후 10년 넘게 살이 찐 적도 없고 병원에 가본 적도 없습니

다. 살을 뺀 것이 아니라 저절로 그렇게 된 것입니다. 그저 '자연의 법칙'에 따랐는데 말이죠. '자연의 법칙'이란 무엇일까요? 자연自然, Nature이란 '저절로 그러함'이라는 뜻으로 '인간이 일부러 가공하지 않은 그대로의 상태'를 의미합니다.

완치 시리즈 1 〈완전 배출〉에 이어 두 번째로 〈완치 비만〉을 조심스럽게 선보입니다. 비만을 완치하는 것 또한 어찌 보면 대단할 것도 없습니다. 비만을 완치한다는 것은 한 번 살이 빠진 몸을 10~20년, 나아가서 평생 살이 찌지 않는 상태를 만드는 것을 말합니다. 그러나 우리 인간의 사고방식은 대단히 왜곡되고 상업화되어 있습니다. 저는 당신의 상업화된 생각을 자연의 생각으로 방향을 전환하고 싶을 따름입니다. 그 틀을 깨는 데 작은 도움을 드리고 싶을 뿐입니다.

가짜 상업용 정보의 시대입니다. 돈을 벌려고 저마다 약장수가 되어 효과가 입증되었으니 이것을 먹고 저렇게 운동하라고 유혹합니다. 혼란의 시대입니다. 그 혼란 속에서 질서를 밝혀낸다는 것이 과학의 즐거움입니다. 그러고 보면 저 또한 참 행복한 사람입니다. 저는 채소과일식을 외치고 CCA 주스를 외치는 사람이 아닙니다. 다만 진실을 외칠 뿐입니다.

〈완치 비만〉도 쉽게 쓰려고 노력했습니다. 우리가 검사의 기소장이나 판사의 판결문에 고개를 절레절레 흔드는 이유는 그 단어의 복잡함 때문입니다. 그 법률용어들이 쉽게 쓰여 '나랏말쌈이 문자와 서로 통하여 어리석은 백성'이 제 뜻을 능히 펼치게 되면 검사와 판사 등 기득권자들 밥그릇이 위험하기 때문입니다.

종교개혁으로 유명한 마틴 루터Martin Luther는 몇 달 동안 집에 틀어박혀 궁중 언어로 된 성경을 독일어로 번역하기 시작합니다. 그가 선택한 독일어는 궁중이나 성안에서 쓰는 귀족의 언어가 아니라 보통 백성의 언어였습니다. 이 성경이 출판되면서 종교의 독점이 무너지기 시작했습니다. 그전까지는 어리석은 백성들은 사제들이 '질문을 하지 말고 무조건 믿으라.'라는 말에 순종했었는데요. 이제 누구나 직접 신의 말씀을 읽고 직접 소통할 수 있는 길이 열린 것입니다. 루터가 번역한 쉬운 성경에는 '면죄부'라는 말이 없었습니다. '돈을 주면 죄를 사해 주노라'라고 해서 금목걸이와 보석을 바쳤었는데요. 진짜 성경에는 그런 말이 없었던 것입니다. 비로소 면죄부가 종교의 사기극인 것으로 밝혀졌습니다.

방송을 보면 하얀 가운의 전문가들이 나와 각종 전문 용어를 휘날리며(?) '당신은 죽을병에 걸린 것이 틀림없으니 전문의와 상의하고 반드시 수술받으시라'라고 엄중 경고를 합니다. 그런데 일반인에 비해 비교적 의학상식이 있다는 제가 들어도 앞뒤가 맞지 않거나 무슨 말을 하는지 도대체 알 수 없는 경우를 자주 겪습니다. 그래서 이번 책도 가능하면 초등학생도 이해할 수 있을 정도로 쉽게 풀어서 쓰려고 노력했습니다. 혹시라도 몸과 자연의 원리를 깨닫지 못함을 과장된 지식으로 포장한 점이 보이시면 질책해 주시길 부탁드립니다.

당신은 지금 아침마다 체중계 오르기가 두려운 상황일 수 있습니다. 맞는 옷이 없어 새 옷을 사야 하는 처지에 있을 수 있습니다. 몸이 무거워 다리 관절에 통증이 왔을 수 있습니다. '뺐다 쪘다'를 반복하고 요요가 와서 위 수술을 고민하고 계실 수도 있습니다. 사람들이 쳐다볼까 봐 외출을 삼가는 '방콕 인생'을 살고 있을 수도 있습니다. 상처 입은 조개가 진주를 낳는 법입니다. '세상의 방법'을 뿌리치고 '자연의 방법'으로 걸어오시기를 바랍니다. 그러면 영롱한 진주를 낳는다고 제가 감히 장담하겠습니다.

힘든 노동의 대가로 얻은 귀한 돈으로 이 책을 구매한 당신은, 지금 제러미 러프킨이 말하는 1%의 입구에 들어선 셈입니다. 저는 진실이라는 한 방향으로 나아가겠습니다. 저와 손잡고 그 1%의 길에 동참하기 위해 〈완전 배출〉에 이어 〈완치 비만〉의 첫 장을 열어주신 당신께 감사드립니다.

한약사 조승우

저자 서문 · 5

**차
례**

1장 | 먼저 고정관념을 깨야 한다

- 밖에서 깨면 계란 프라이, 안에서 깨면 병아리 · 19
- 미국의 볼펜과 소련의 연필 · 22
- 맨발걷기 김동창 선생님의 혁대 · 24
- 주시옵소서! 주시옵소서! · 26
- 정주영 회장과 거북선 · 28
- 변하는 것은 진실이 아니다 · 31
- | 해봤어? 1 | 16kg 감량, 아기 피부처럼 변했다 · 37
  (박미정, 서울시 마포구, 62세 여성)

2장 냉장고가 없으면 비만도 없다

- 신애라의 냉장고, 박나래의 냉장고 · 43
- 냉장고가 없던 시절 미국에도 비만이 없었다 · 47
- 냉장고 없이 사는 여자 · 49
- 지리산 어느 채식의사의 고백 · 51
- | 해봤어? 2 | 48kg ➔ 38kg 감량, 앞자리가 바뀌었다 · 54
  (조순영, 경기도 광주시, 42세 여성)

3장 당신은 왜 살이 찌는가?

- 스모 선수는 어떻게 살을 찌우나? · 59
- 5년 안에 요요가 올 확률 80% · 63
- 식품첨가물은 어떻게 식욕을 부추기는가? · 68
- 알고도 속고 모르고도 속는다 · 75
- 제로 칼로리의 함정 · 78

· 호모 사피엔스는 왜 요리에 열광하는가? · 81
· 양념은 거짓 허기를 유발한다 · 84
· 양념은 소금만으로 충분하다 · 86
· 살을 빼는 데 효소 · 미네랄 · 비타민이 반드시 필요한 이유 · 92
· 쌀과 밀은 다이어트의 적이라고? · 95
· 다이어트는 왜 항상 실패할까? · 99
| 해봤어? 3 | 60kg → 50kg 감량, 나 다시 돌아가지 않을래 · 102
　　　　(강지미, 경기도 광주시, 49세 여성)

4장 빨리 뺄수록 빨리 살찐다
· 살을 빼준다는 '나비약'은 마약이다 · 107
· 끌고 가면 운동이고 끌려가면 노동이다 · 111
· 비만 수술은 어떻게 생명을 위협하는가? · 116
| 해봤어? 4 | 9kg 감량, 각종 질병도 사라져 · 123
　　　　(이은경, 경남 사천시, 50세 여성)

5장 요요 없이 날씬해지는 법
· 조급하면 반드시 실패한다 · 129
· 체중계를 치워라 · 131
· 신발을 벗고 걸어라 · 134
· 호흡만으로 살이 빠진다고? · 143
· 포텐저의 고양이 · 148
· 미인은 잠꾸러기? · 152
· TV를 치우면 살이 빠진다고? · 159
· 날씬하다고 생각하면 더 날씬해지는 이유 · 163

• 보상이 고통보다 100배는 크다 · 165

| 해봤어? 5 | 53kg ➔ 45kg 감량, 아랫배 덩어리가 빠져나갔다 · 168
　　　(조현미, 충북 충주시, 58세 여성)

6장 잡동사니 때문에 살이 찐다고?

• 법정 스님의 흙방 · 173
• 80kg 그녀의 방은 쓰레기하치장 · 176
• 미래의 불안이 잡동사니를 만든다 · 179
• 물건을 통제하면 부자가 되고 날씬해진다 · 183
• 명품에는 반짝이를 붙이지 않는다 · 186
• 몸속 잡동사니 청소 · 190
• 부잣집에는 잡동사니가 없다 · 193

| 해봤어? 6 | 58kg ➔ 49kg 감량, 이제 딸 옷을 같이 입는다 · 196
　　　(김재영, 경기도 광주시, 55세 여성)

7장 살찌는 음식 살 빼는 음식

• 나도 처녀 적엔 날씬했다고? · 201
• 호모 사피엔스는 무엇을 먹는 동물인가? · 204
• 소화 시간이 짧을수록 살이 빨리 빠진다 · 207
• 비만과 당뇨의 1등 공신은 햄과 소시지(가공육) · 215
• 산 음식은 어떻게 살을 빼는가? · 220
• CCA 주스는 어떻게 살을 빼는가? · 226

| 해봤어? 7 | 10kg 감량, 내가 변하자 가족들도 변하기 시작해 · 230
　　　(김현숙, 경기도 의왕시, 55세 여성)

8장 다이어트할 때 궁금한 질문들

Q. 아침은 꼭 먹어야 하나요? · 235

Q. 비타민C 영양제는 꼭 먹어야 하나요? · 239

Q. 치즈가 아니라 식용류라고요? · 243

Q. 봉지 커피에 식용유가 들어 있다고요? · 247

Q. 카페인 제로 커피는 더 위험하다고요? · 250

Q. 채소와 과일에는 단백질이 부족하지 않을까요? · 254

Q. 채식도 생명을 죽인다고요? · 259

| 해봤어? 8 | 5kg 감량, 아랫배가 쏙 들어간 건 난생처음 · 263

(서지영, 경남 진주시, 56세 여성)

9장 2주간의 실천법

· 기본형 | 쉽게 따라 할 수 있는 실천법 · 270

· 고급형 | 조금 강도 높은 실천법 · 274

· 특급형 | 빡세게, 철저하게 하는 실천법 · 281

· 초특급형 | 2주에 10kg 빼기 실천법 · 285

| 해봤어? 9 | 현재 45kg 유지, 내 인생에 요요는 다시없다 · 293

(강다회, 전북 익산시, 44세 여성)

끝내는 말 · 295

편집자의 말 · 300

참고 자료 · 304

가난한 사람은
대학교수보다 많은 생각을 하지만
앞을 보지 못하는 맹인보다
더 적게 행동으로 옮긴다.

– 마윈Ma Yun(알리바바 그룹 창시자)

1장

먼저 고정관념을
깨야 한다

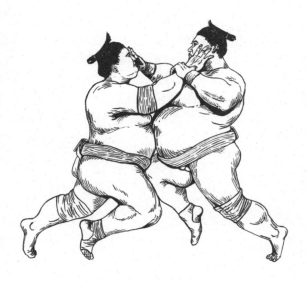

::

고정관념과 편견에 사로잡히면 사람이 아주 무섭게 변하는 법입니다.
1999년 12월 31일 자정에 인류가 멸망한다고 외치던 사람들이 있었습니다.
그날 밤새워 기도한 후에도 인류가 멀쩡히 살아가자 '언젠가는 멸망한다'라고
눈을 부라리며 독기 품은 표정으로 집에 돌아가는 광경을 보았습니다.
제가 학창 시절에 실제로 겪은 일인데요.
가스라이팅(세뇌)이 이렇게 무서운 법입니다.

밖에서 깨면 계란 프라이
안에서 깨면 병아리

살을 빼기 전에 먼저 고정관념과 편견을 깨야 합니다. 가령 '골고루 먹어야 건강하다'라든가 '약은 약사에게, 병은 의사에게'라는 등의 고정관념에 사로잡혀 있는 사람은 제가 '음식으로 고치지 못하는 병은 약으로도 못 고칩니다'라고 말하면 돌팔이라고 말합니다. 아니, 의사들의 의사, 의사들의 아버지라고 칭송받는 히포크라테스가 한 말을 그대로 들려드렸는데도 제 말을 외면합니다. 어떤 분은 '돈이 없으니 병원에 입원해서 죽으면 소원이 없겠다'라는 황당무계한 말까지 합니다. 마케팅에 의해 세뇌된 편견, 그리고 의사와 약사가 모든 병을 고친다는 고정관념 때문입니다. 고정관념과 편견은 달걀의 껍데기와 같아서, 외부의 힘에 의해 밖에서 깨지면

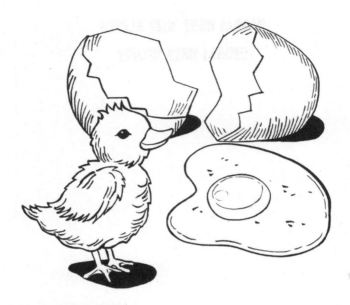

| 그림 1 | **계란 프라이와 병아리**

계란 프라이가 되고 안에서 깨면 새 생명이 된다고 아무리 외쳐도
소용이 없습니다.

　다이어트도 똑같습니다. '나 지금 다이어트 중이야'라면서 마
약 성분이 든 식욕억제제 디에타민Dietamin을 입속에 털어 넣습니
다. 100만 원씩이나 내고 한의원에서 받아온 습담개선탕濕痰改善湯을
매일 마십니다. 아무리 빼려 해도 안 빠진다면서 회사 부근 피트니
스에 6개월짜리 회원권을 끊고 보름 만에 그만둡니다. 이번이 마지
막이라면서 '해병대 다이어트 캠프'에 입소합니다. 힘들어 못 살겠

다며 이틀 만에 짐을 싸고 탈영(?)합니다. 디에타민도 습담개선탕도 피트니스도 해병대 캠프도 호모 사피엔스 역사 700만 년 중 불과 수십 년밖에 안 된 뉴에이지 '속성 다이어트'에 불과한데도 말입니다. 이 네 가지 모두 요요현상 때문에 나중에 더 살이 찐다는 진실이 담긴 보고서도 외면합니다.

이 모든 것은 몸과 자연의 원리를 깨닫지 못하고 5분 만에 해결하려는 급한 마음 때문입니다. 욕심 때문입니다. '욕심이 죄를 낳고 죄가 사망을 낳는다'라고 아무리 설명해도 막무가내입니다. 뭐, 제가 한 얘기가 아니고 성경에 나오는 얘기라 해도 소용이 없습니다. **오늘도 수많은 다이어트가 쏟아져 나옵니다. 그중 하나라도 요요현상 없이 지속 가능하다면 왜 끊임없이 새로운 다이어트가 오늘도 출현하겠습니까? 모두 속성이기 때문입니다. 모든 속성법은 반드시 대가를 치르게 되어 있습니다. 그것이 몸과 자연의 원리이기 때문입니다.**

야생동물 중에 신발을 신는 동물이 없으니 우리 호모 사피엔스도 맨발로 걸어야 비만과 질병에서 해방된다고 주장하는 〈맨발로 걸어라〉의 저자 박동창 선생님이나, 야생동물 중에 불에 익히고 공장에서 화학물질을 투여한 공장음식을 먹는 동물이 없으니 산음식을 자연 상태 그대로 먹어야 비만과 질병에서 해방된다고 주장하는 저나, 우리의 외침은 편견이 아니라 원리를 향하고 있다고 감히 말할 수 있습니다. 몸과 자연의 원리 말입니다.

미국의 볼펜과
소련의 연필

　냉전 시대 우주 경쟁이 한창일 때 구소련(소비에트 연방)과 미국의 싸움이 있었습니다. 당시 미국에서는 최고의 인재들을 모으고 수백만 달러의 돈을 들여 무중력 상태에서 쓸 수 있는 볼펜을 개발했습니다. 잉크는 중력을 받아 떨어지면서 써지는 것인데 달에는 중력이 없어서 잉크가 나오지 않기 때문이었습니다. 그러나 구소련에서는 연필을 써서 간단히 해결했다는 얘기가 있습니다. 우리의 다이어트는 수백만 달러짜리 볼펜과 연필의 이야기와 똑같습니다.

　우리나라도 상투를 틀던 시절이 있었습니다. 지금 누군가 '우리 고유의 상투를 고집하겠다'라고 말하며 상투에 갓을 쓰고 나타나면 '미친X' 소리를 듣기 십상입니다. 구한말 단발령이 내려졌을 때 '부모에게 물려받은 것은 터럭만큼도 손댈 수 없다'라고 강하게 저항하던 우리 민족이었습니다. 오죽하면 틀에 박힌 생각을 말하는 '상투적'이라는 말이 나왔겠습니까? 저는 지금 '머리카락을 잘라라, 말아라'에 대해서 말하는 것이 아닙니다. 머리를 자르든 기르든 그것이 무슨 대수입니까? 그러나 비만과 질병은 그리 간단한 문제가 아닙니다. 미용뿐만 아니라 생명에 관한 문제이기 때문입니다.

백성을 힘들게 하면서 만리장성을 쌓던 진시황은 49세에 사망했습니다. 불로장생의 꿈을 이루기 위해 불로초를 구한다고 난리를 피우던 사람이 진시황입니다. 진실은 지구 끝에 있는 것도 아니고 하늘나라에 있는 것도 아닙니다. 진실은 바로 우리 곁에 있습니다. 그리고 아인슈타인의 상대성 원리처럼 복잡한 수학 공식이 아닙니다. 진실은 아주 단순하고 바로 옆에 있다고 감히 말씀드립니다. 달에 가서 쓸 볼펜을 연구할 필요도 없이 원래 있던 연필을 사용하면 그만입니다.

맨발걷기
김동창 선생님의 혁대

신발을 신고 걷는다는 고정관념을 깨고 우리나라에 맨발걷기 선풍을 일으킨 박동창 선생님은 그의 저서 〈맨발로 걸어라〉에서 재미있는 일화를 소개합니다. 선생님께서는 3개월 동안 식이요법을 실행해서 살을 뺐는데요. 바지가 헐렁해져서 흘러내릴 정도가 되었습니다. 혁대 구멍 끝까지 채워도 부족했습니다.

혁대 구멍을 뚫어야 하는데 시간을 못 내다가 어느 날 백화점 옷 가게에서 구멍을 뚫어달라고 부탁했더니, 옷 가게 주인이 구멍을 뚫는 대신에 혁대 버클 쪽을 풀어 가죽 끝을 조금 자르고 다시 끼워 넣으면 쉽게 해결된다고 하더랍니다. 그리고 그 자리에서 가위로 가죽 끝을 싹둑 잘라주었습니다. 선생님은 '가죽 구멍을 뚫어야 한다'라는 고정관념에 사로잡혀 있었다고 스스로 고백하고 있습니다.

입으로 들어오는 오염수와 청정수가 있다고 볼 때, 오염수의 꼭지를 막으면 그만입니다. 어쩌다 오염수가 들어오더라도 청정수로 정화하면 그만입니다. 저는 이처럼 간단한 원리를 깨닫고 실천하기만 하면 평생 살찔 염려가 없다고 주장합니다. 다이어트의 원리는 자연의 원리와 하나도 다를 것이 없습니다. 자연에서 나온 청정수를 그대로 먹기만 하면 저절로 해결됩니다. 입에 슬슬 녹는다고 매일 오염수를 들이키면 어찌 살이 빠지겠습니까? 몸과 자연의 원리는 아주 가까이에 있으며 이렇게 단순합니다.

상업자본주의는 비만을 질병으로 몰아가고 있습니다. 물론 비만은 질병의 원인이 맞습니다. 그런데 비만이 질병으로 전환되면 각종 상업자본주의 흡혈귀들이 먹잇감을 찾아 달려듭니다. 이 알약을 먹으면 식욕을 감퇴시켜서 아무것도 먹지 않게 되니 얼마나 간단한 방법이냐고 유혹합니다. 위절제술이라는 것이 있는데 뱃속을 칼로 째서 그 속에 있는 위장을 가위로 잘라내고 꿰매면 간단히 해결된다고 유혹합니다.

주시옵소서!
주시옵소서!

위절제술이나 디에타민이나 습담개선탕, 피트니스나 해병대 캠프 역시 그 상업적인 행위는 모두 돈과 연결되어 있습니다. 그러나 맨발로 걸으라는 선생님이나 산 음식을 먹으라는 저는 이런 행위로 통장 잔고를 늘릴 수가 없습니다. 뭐 책이 베스트셀러가 되면 수입은 좀 늘게 되겠지만, 저 거대한 병원 산업과 다이어트 산업에 비하면 1백만분의 1도 되지 않을 것입니다.

고정관념과 편견에 사로잡히면 사람이 아주 무섭게 변하는 법입니다. 1999년 12월 31일 자정에 인류가 멸망한다고 외치던 사람들이 있었습니다. 제가 살던 동네에도 그런 황당한 교리를 강조하는 교회가 있었는데요. 그날 밤새워 기도한 후에도 인류가 멀쩡히 살아가자 '언젠가는 멸망한다'라고 눈을 부라리며 독기 품은 표정으로 집에 돌아가는 광경을 보았습니다. 제가 학창 시절에 실제로 겪은 일인데요. 가스라이팅(세뇌)이 이렇게 무서운 법입니다.

저는 종교인은 아닙니다만, 교회에 가서 기도 시간에 가장 많이 들리는 소리가 '주시옵소서! 주시옵소서!' 바로 이 문장입니다. 그런데 하늘에 계신 분은 이렇게 말씀하십니다. '다 주었는데 무얼 자꾸 달라는 말이냐?' 그래서 제가 좋아하는 아일랜드의 소설가는 다음과 같은 명언을 남겼습니다.

"신은 인간들을 벌하려는 경우
그들의 기도를 들어준다."

— 오스카 와일드Oscar Wilde

정주영 회장과
거북선

1970년대 초 우리나라가 아직 후진국에 불과했던 그때 박정희 대통령이 정주영 현대그룹 회장을 불러 조선소 사업을 권했습니다. 곧 포항제철이 완공되는 때라서 포항제철에서 생산되는 철을 대량으로 소비해 줄 산업이 필요했던 것입니다.

"그래, 못할 것도 없지! 그까짓 철판으로 만든 큰 탱크를 바다에 띄우고 달리면 되지, 배가 별건가?"

그러나 당시 후진국인 우리나라에 조선소를 지을 만한 돈이 없었습니다. 대형 조선소를 지으려면 외국에서 돈을 빌려야 하는

데 전 세계 어떤 은행도 정주영을 상대해 주지 않았고 미친놈 취급만 당하고 말았습니다. 해외은행에서 돈을 빌리려면 추천서가 필요했습니다. 추천서를 받기 위해 영국의 유명한 조선회사 A&P 애플도어의 찰스 롱바톰Charles Longbottom 회장을 만났지만 비관적인 말만 되풀이해 들었습니다. 정주영은 문득 바지 주머니에 들어 있는 500원짜리 지폐가 생각났습니다. 지폐 그림은 바로 거북선이었습니다. 정주영은 주머니에서 거북선 그림의 지폐를 꺼내 테이블 위에 펴놓으며 다음과 같이 말했습니다.

"회장님! 이걸 잘 보시오! 이 지폐는 자랑스러운 우리나라 역사를 그려낸 지폐인데, 거북선이라는 철로 만든 함선이지요. 당신네 영국의 조선소 역사는 1800년대부터지만 한국은 영국보다 300년이나 앞선 1500년대에 이 거북선을 만들어냈고 이 거북선으로 일본과의 전쟁에서 함선들을 괴멸시킨 역사적인 철선입니다. 한국이 가지고 있는 무궁무진한 잠재력이 바로 이 돈 안에 담겨 있으니 다시 한번 고려해 주시기를 바랍니다."

"정말 당신네 선조들이 실제로 이 배를 만들어 전쟁에서 사용했다는 말입니까? 당신은 정말 훌륭한 조상을 두었소. 당신은 당신네 조상들에게 감사해야 할 겁니다. 거북선도 대단하지만 당신도

정말 대단한 사람이오. 당신이 정말 좋은 배를 만들 수 있도록 응
원하겠소!"

현재 전 세계 바다에 새로 나오는 배 5척 중 1척이 현대중공업
제품이고, 10척 중 4척이 한국산입니다. 해운 강국 대한민국의 첫
발은 정주영 회장 주머니에 있는 500원짜리 지폐에서 시작되었습
니다. 초등학교 졸업이 전부인 회장님은 명문대와 해외유학파가
즐비한 현대그룹의 간부들에게 항상 이렇게 말씀하셨다고 전해집
니다.

"이봐, 해봤어?"

변하는 것은
진실이 아니다

완치 시리즈의 첫 번째 책 〈완전 배출〉에서 '영양제에는 영양이 없다'라고 주장한 바 있습니다. 홍보와 광고와 마케팅의 효력이 사라지면 영양제도 함께 사라진다고 말씀드렸습니다. 그 옛날 몸에 좋다는 원기소도 사라졌고, 그 옛날 몸에 좋다는 스쿠알렌도 사라졌고, 그 옛날 몸에 좋다는 게르마늄 팔찌도 사라졌다고 말씀드렸습니다. 변하는 것은 진실이 아닙니다. 이 논리는 다이어트에도 똑같이 적용됩니다.

현재 다이어트 기법은 2만 6,000종 이상으로 알려져 있습니다. 한때 저탄고지 다이어트가 유행한 적이 있다가 사라졌습니다. '고기를 계속 먹으면 살이 빠진다'라며 일명 '황제 다이어트'로도 알려진 이 다이어트의 주창자 로버트 엣킨스Robert Atkins 박사는 120kg의 몸무게에 심근경색으로 사망했습니다. 그 이후 황제 다이어트의 왕국도 사라졌습니다. 한때 '원 푸드 다이어트'도 유행했습니다. 한 가지 식품(사과 · 분유 · 요구르트 · 벌꿀 · 초콜릿 · 계란 · 감자 · 두부 · 바나나 · 뻥튀기 등)만 계속 섭취하는 다이어트 기법으로 매우 단순해서 사람들이 쉽게 따라 했습니다. 같은 식품만 먹게 되는 지루함 때문에 식욕이 감소하면서 살이 빠졌지만, 바로 그 지루함 때문에 지속 가능하지 못했습니다. 그 이후로 간헐적 단식도 나왔다가 사라졌고 '1일 1식'도 나왔다가 꼬리를 감추었습니다.

변하는 것은 진실이 아니고 사라지는 것도 진실이 아닙니다. 하늘의 별들은 수십 억 년 그곳에서 별빛을 밝힙니다. 노자老子와 장자莊子도 수천 년간 인간의 정신적인 빛으로 우리의 앞길을 밝혀 줍니다. 인간은 절대로 자연을 이길 수 없습니다. 인간은 자연의 자식이기 때문에 자연을 거스르면 반드시 처참한 대가를 치르고야 맙니다. 제가 존경하는 존 맥두걸John A. Macdougall 박사는 그의 명저 〈어느 채식의사의 고백〉The Starch Solution에서 다음과 같이 갈파했습니다.

1990년대 초에 출판사에서 글 쓰는 스타일을 바꾸면 어떠하겠냐는 주문이 왔다. 채식을 기본으로 하는 식습관은 시대에 뒤떨어진 것이고 이제는 고단백질과 저탄수화물을 중심으로 하는 다이어트에 초점을 맞춰야 한다는 것이다.

"맥두걸 박사님, 앞으로는 새로운 트렌드를 반영하는 책을 써주시길 부탁드립니다."

그래서 편집자에게, 최근 70년 동안의 각종 연구 결과를 보더라도 동물성식품은 심장병과 암, 당뇨병, 비만을 초래하고, 녹말과 채소와 과일을 위주로 한 식습관이 훨씬 더 건강하다는 것은 너무도 자명하다고 상기시켰다. 그리고 나는 단순히 책을 팔아 돈을 버는 사업가가 아니라, 사람들의 건강을 개선하는 의사임을 다시 한번 주지시켰다.

이후 〈맥두걸 박사의 자연식물식〉을 포함한 6권의 베스트셀러로 수백만 권의 판매를 기록하며 함께 동고동락했던 이 출판사와 나는 헤어졌다. 시간이 지나면서 그 편집자가 옳았음이 증명되었다. 다이어트 책들은 그 출판사가 예상했던 방향으로 나가고 있었기 때문이다. 그러니까 황제 다이어트, 앳킨스 다이어트, 저탄고지 다이어트의 물결이 시작되었다는 말이다.

그러나 더 오랜 시간이 흐른 후에 나의 주장이 진실이었음이 최종적으로 증명되었다. 이상야릇한 가지각색의 다이어트가 사람을 혼란시키는 동안, 채식(자연식물식)은 꿋꿋하게 한길을 걸어가면서 더 많은 사람의 공감을 얻고 이제는 진실로 자리 잡았다. 오랜 시간이 지난 후에 몰려오는 파도는 내게 감명을 주었다. 그리하여 마침내 우리의 통장을 털어가는 영양제 산업과 공포마케팅으로 우리의 삶을 망가뜨리는 보험회사로부터 자유로워질 수 있을 것이다.

우리 인간은 휩쓸리는 동물입니다. 시골 장터에서 누군가 마이크를 들고 약을 팔면 우르르 몰려갑니다. 지하철 한 귀퉁이에서 싸구려 명품 가방(?)을 펼쳐놓고, 알바 아주머니들을 투입해서 북적북적하게 만들면 가던 걸음을 멈춥니다. 내가 고른 물건이라며 서로 싸우기까지 합니다. 산양유가 좋다거나 식초가 살을 빼준다거나 요구르트의 프로바이오틱스나 맥주효모가 살을 빼준다면 기꺼이 지갑을 털어 동전까지 헌금獻金합니다. 이 헌금이란 말은 '은혜에 감사함으로 드리는 예물'이라는 뜻인데요. 자기가 사기를 당하고도 사기당한 줄 모르고 헌금까지 하며 평생을 살아갑니다. 죽을 때까지 자기가 사기당한 줄 모르고 감사한 마음으로 관을 향해 자진해서 걸어갑니다.

우리는 스스로 생각하는 법을 잊어버렸습니다. 청소년의 90% 이상은 내가 무엇을 좋아하고 무엇이 되고 싶은지도 모른다는 발표도 있습니다. 시키는 대로 달달 외워야만 성적이 좋기 때문입니다. KBS 스페셜이라는 프로그램에서 서울대 경영학과 학생 중 모든 과목 A+를 받는 학생에게 그 비결을 물었습니다. 대답이 참 많은 생각을 하게 합니다. 교수님이 강의 시간에 말한 것을 그대로 받아 적은 다음 시험에서 토씨도 안 틀리게 적으면 100점 만점에 100점이 된다는 겁니다. 이어서 사범대 지리교육학과에 다니는 학생(1, 2학년에 학점이 형편없었지만 3학년부터 A+학점으로 향상된)에게 그 비결을 물었더니 그 대답 역시 똑같았습니다. 교수님의 강의를 녹음한 다음 노트에 적고 그것을 그대로 적어서 냈더니 A+를 계속 받아서 장학생이 되었다는 것이었습니다.

그리고 방송국에서 이 취재 내용을 미국과 유럽의 명문대 학생에게 보여주며 의견을 물었습니다. 그들은 한결같이 모두 '자기 생각이 없는 학생에게 100점을 준다는 것은 바보짓'이라며 고개를 설레설레 흔들었습니다. 저 또한 이 방송을 보면서 마음이 참 씁쓸했습니다. 남의 눈으로 세상을 보지 말고 자기 눈으로 세상을 봐야 하는데요. 그 서울대 A+ 학생의 창의성은 그야말로 제로(0)입니다.

우리 모두 매스컴에 의해 강요된 생각을 자기 생각인 것처럼 살고 있습니다. 성경을 수십 번 읽고 불경을 수백 번 읽는다고 경지에 올라가는 것이 아닙니다. 사이비 목사나 사이비 중들도 라틴어와 한문을 칠판에 적어가며 장황하게 설교하며 손님(?)들을 불러

모읍니다. 스스로 생각해서 깨달음에 이르러야 한다고 저는 강조
합니다. 그래서 히틀러의 오른팔이자 독일 나치의 선전 선동가는
다음과 같은 명언을 남겼습니다.

"거짓말의 경우
처음에는 부정되고
그다음에는 의심받지만
되풀이하면 결국 모든 사람이 믿게 된다."

– 나치 선동가, 파울 요제프 괴벨스 Paul Joseph Goebbels

16kg 감량,
아기 피부처럼 변했다

(박미정, 서울시 마포구, 62세 여성)

똑똑똑! 병원 진료실 문을 두드릴 때마다 의사 선생님의 질책을 들으려니 항상 주눅이 들고 심장이 두근두근했습니다.

"체중을 줄이셔야 당뇨와 혈압이 좋아집니다."
"알죠! 근데 운동을 해도 체중이 단 1kg도 안 빠지네요."

이렇게 투덜거리며 병원 문을 나섰던 그런 일들은 아주 먼 옛날 이야기가 되었습니다. 폐경 후 살도 찌고 당뇨·고혈압·고지혈증 진단을 받고 복약 중이었는데 어느 날(2023년 5월경) 조승우 원장님의 채소과일식을 유튜브로 접하고 바로 실천에 옮겼습니다.

점심만 일반식을 하고 아침과 저녁은 채소과일식을 실천했습니다. CCA 주스도 마시고 레몬수도 열심히 마셨습니다. 낮엔 한두 시간 댄스 위주로 운동을 하고 반신욕으로 하루를 마감하는 스케줄을 만들어 실천했습니다.

3개월 동안 정말 스스로가 놀랄 정도로 하루하루 체중계의 숫자가 줄어들었습니다. 3개월 만에 감량에 성공했고, 이후 5개월 동안 빠진 체중을 그대로 유지하고 있습니다. 이제 총 8개월 차 채소과일식을 진행 중입니다. 즐기던 술자리는 거의 끊고 가끔 모임 있을 때만 한두 잔 마시고 있습니다. 다이어트는 살을 빼는 것이 아니라 적정 체중을 찾아가는 것이라는 생각이 들었습니다. 영양제를 포함해서 모든 약도 끊었습니다. 주변 사람들의 걱정과 성화에 못 이겨 병원에 가서 진료를 받았는데요. 수치가 모두 정상으로 나와 의사 선생님과 식구들 모두 놀라기도 했죠.

제가 몇 킬로그램을 감량했는지 궁금하신가요? 3개월 동안 무려 16kg을 감량했습니다. 그뿐만 아니라 요요 없이 현재 8개월 동안 그 체중 그대로를 유지하고 있습니다. 이제 또 3kg 추가 감량에 도전할까 생각 중입니다. 채소과일식의 장점은 배부르게 먹기 때문에 체중을 감량하고도 더 건강해진다는 점일 것입니다. 거기에다 피부가 아기처럼 매끄럽고 밝아졌습니다. 잘 끊어지던 머리카락도 풍성해졌고 윤기도 흐릅니다. 눈도 맑아졌고 목 주위 쥐젖도

현저히 줄어들었죠. 체력이 좋아지니 당연히 자신감도 생겼고요. 저의 이러한 변화를 바라보며 식구들과 주변인들이 하나둘 채소과 일식을 실천하고 있습니다. 브라보 마이 라이프! 이렇게 외치고 싶습니다.

- 네이버 예방원 카페, 완치 비만 사례 중에서

2장

냉장고가 없으면
비만도 없다

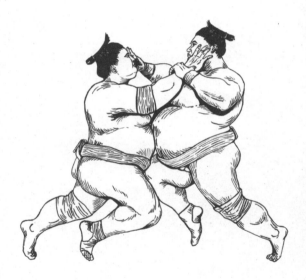

: :

냉장고에 어떤 물건들이 들어찼는지 생각해 보면 정답이 나옵니다.

냉동실 문을 열면 식당에서 먹다가 아까워서 포장했던

각종 음식물이 쏟아져 나와 바닥으로 우수수 떨어집니다.

그렇게 깜짝 놀라 뒤로 물러서는 경험을 해보셨을 것입니다.

신애라의 냉장고
박나래의 냉장고

뒤 페이지 그림 2개를 비교해 보시기 바랍니다. 어떤 게 날씬한 사람의 냉장고이고 어떤 게 살찐 사람의 냉장고인지 초등학생도 알 수 있습니다. 물론 박나래 씨의 경우 '나래 바'를 만들고 손님들을 초대해서 항상 북적이니까 이해가 되는 측면도 있습니다.

그러나 다이어트에 관해서라면 얘기가 달라집니다. 냉장고가 텅 비어 있어야 몸속의 지방 덩어리도 사라진다는 명제를 신애라 씨의 냉장고는 비주얼로 설명하고 있습니다. 냉장고에 음식이 10%씩 채워질 때마다 전력 사용량이 5.6%씩 증가합니다. 당신은 냉장고를 아직도 음식 쓰레기처리장으로 만들고 있으면서 전기요금이 올랐다고 불평하고 있지 않은지 반문하셔야 합니다. 왜 살이 찌는

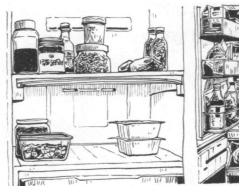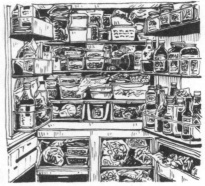

| 그림 2 | **신애라의 냉장고(좌)와 박나래의 냉장고(우)**

지 모르겠다고 하면서 냉장고에 살찌는 음식만 채우고 있지는 않은지 반성해야 합니다.

　왕년의 하이틴 스타였던 신애라 씨의 경우 올해 나이가 54세(2024년 기준)인데요. 인생 최고의 몸무게 56kg을 찍은 이후 한 번도 살이 쪄본 적이 없다고 합니다. 그녀가 날씬한 비결은 무엇일까요? 바로 음식을 물이 되도록 씹는 것입니다. '오래 씹으면 많이 먹은 느낌이 들기 때문에 더 이상 먹고 싶지 않다'고 합니다. 왜 그럴까요? 인간의 침에는 대부분 탄수화물 분해효소인 아밀라아제 **Amylase**가 들어 있습니다. 당신이 비록 (채소 · 과일 · 통곡물 위주로 된) 자연식물식이 아닌 일반식을 하더라도 물이 되도록 씹어 먹는다면 이미 소화가 완성된 채로 위장에 들어가게 됩니다.

이렇게 천천히 오래 씹으면 음식 속의 전분이 빠르게 분해되어 당분으로 변합니다. 핏속의 당분 농도가 일정 수준에 도달하면 뇌의 포만중추를 자극하고 식욕억제 호르몬 렙틴Leptin이 분비되어 과식을 막게 됩니다. 조사 결과에 의하면 식사 시간이 20분 이하로 짧은 그룹은 20분 이상인 그룹보다 남성은 17%, 여성은 15% 더 비만한 것으로 나타났습니다. 호모 사피엔스의 침에는 단백질 분해 효소인 프로테아제Protease와 지방 분해효소인 리파아제Lipase가 거의 없다시피 하고 아주 소량만 있습니다. 그래서 육류를 먹으면 몸속의 장기들이 위액과 이자액, 장액을 분비하면서 소화를 시키느라 요동을 칩니다. 소화에 시간이 오래 걸릴수록 살이 찌게 되어 있습니다. 제가 채식(채소과일식+자연식물식)을 주장하는 이유입니다. 소화 시간이 짧은 음식을 먹을수록 살이 빠진다는 내용은 7장에 있으니 참고하시기를 바랍니다.

냉장고뿐만이 아닙니다. 신애라 씨의 경우 독서광인데도 10년 전에 나온 책들은 모두 처분했다고 말합니다. 평생 모은 수많은 트로피도 1~2개만 남기고 모두 사진으로 찍어 추억을 영원히 저장했다고 말합니다. 그녀는 자신 집의 인테리어를 '아무것도 없는 것이 포인트'라고 말합니다. 1년 동안 쓰지 않은 것은 2년이 지나도 3년이 지나도 쓰지 않게 된다고 강조합니다. 그러니까 죽을 때까지 쓰레기로 남아 있게 된다고 우리에게 호소합니다. 나는 그녀가 지리산에서 30년 도를 닦은 산신령보다 도를 더 깨우쳤다는 생각이 듭니다.

그녀는 필요와 욕구로 구분해서 정리한다고 합니다. 이 물건은 내가 꼭 필요한 것인지 단순한 욕심인지 항상 생각한다고 말합니다. 그리고 수납장이 있으면 채워놓게 되고 수납이 없으면 버리게 된다고 말합니다. 저는 이 말에 100% 동감합니다. 저도 가능하면 서랍장을 없애고 물건을 보이는 곳에 노출하려 노력합니다. 그리고 '오늘은 무엇을 버릴까' 생각하며 뒷짐 지고 집 안을 한 바퀴 도는 것을 취미로 삼고 있습니다. 물론 함께 사는 아내의 허락을 맡은 후에 버립니다.

냉장고가 없던 시절
미국에도 비만이 없었다

오래전 20대 후반에 필리핀으로 여행을 갔을 때의 일입니다. 버스 옆자리에 70대 미국 노인과 대화하게 되었습니다. 영어를 빨리 배우는 지름길은 영어권 나라에 가서 노인과 대화하라는 얘기가 있는데, 나이가 들수록 외롭기 때문에 젊은이들에게 친절하게 대해줍니다. 저는 더듬거리는 영어로 '같은 서양인인데 유럽인과 달리 왜 미국인들은 그렇게 살이 쪘을까요?'라는 질문을 했던 기억이 있습니다.

그도 그럴 것이 최근(2018년 OECD 통계)의 자료에 의하면 한국 성인의 비만율(BMI 30 이상)이 5.9%인 반면 미국은 무려 40%에 달하고 있습니다. 한국과 비교하면 무려 7배나 많은 숫자입니다. 한국의 경우 20명이 길을 걸어가면 1명 정도가 뚱보인 반면, 미국의 경우 20명 중 8명이 뚱보라는 말입니다. 마치 뚱보 공화국인 셈입니다.

그 노인은 자기가 어렸을 때에는 뚱뚱한 미국인이 별로 없었다고 했습니다. 그러나 제2차 세계 대전이 끝나고 한국전쟁이 시작된 1950년대 이후 뚱보들이 늘었다고 생생한 경험담을 얘기했습니다. 1940년대까지만 하더라도 미국인 가정에 냉장고를 가진 사람이 드물었다는 것입니다. 50년대 들어 한 집 건너 한 집(50%)에 냉장고를 갖게 되었답니다. 그는 냉장고가 비만의 주범이라고 단호하게 말했습니다.

나중에 한약사라는 직업을 가지고 질병과 비만을 연구하게 되면서 '그 노인의 말이 정답이었구나' 하고 무릎을 '탁' 치게 되었습니다. 냉장고에 어떤 물건들이 들어찼는지 생각해 보면 정답이 나옵니다. 고기, 생선, 계란, 우유 등등의 각종 육류가 1차로 자리를 잡습니다. 면과 빵과 콜라와 가공 음료와 먹다 남은 피자가 2차로 자리 잡고, 공장에서 합성화학물질을 투하한 국적을 알 수 없는 소스 병들이 냉장고 내부의 인테리어를 완성합니다. 냉동실 문을 열면 식당에서 먹다가 아까워서 포장했던 각종 음식물이 쏟아져 나와 바닥으로 우수수 떨어집니다. 그렇게 깜짝 놀라 뒤로 물러서는 경험을 해보셨을 것입니다.

냉장고 없이 사는 여자

저는 개인적으로 식당에서 먹다가 남은 음식물을 포장해 오는 것을 반대합니다. 결국 냉동실에 들어갔다가 넘치는 음식물 더미에 파묻히고 말기 때문입니다. 무엇이 냉동실에 있었는지 기억이 까마득합니다. 모두 꺼내보면 1년 전에 집어넣었던 삼겹살 쪼가리까지 발견됩니다. 내 몸속의 지방을 제거하기 전에 냉장고 속의 지방들과 독극물들을 먼저 제거해야 합니다. 냉장고 안에 쓰레기 음식을 가득 넣고 있으면 '다이어트 약물을 먹고 다시 쓰레기를 먹는' 어처구니없는 생활이 반복됩니다.

어느 날 TV에서 '세상에 이런 일이'에 한 아주머니가 출연했습니다. 한문에 통달한 분이었는데요. 연습용으로 적어 놓은 한문 공책이 100여

권이 넘습니다. 한글로 적어 놓은 것들 중 한자어인 것들은 모두 원래 한자로 적어내는 '한자의 달인'이었습니다. 집에 방문해서 촬영하던 PD가 '어, 이 집에는 냉장고가 없네요?'라고 물었습니다. 몸이 날씬하고 눈빛이 반짝반짝 빛나는 이 아주머니는 '그게 뭐, 꼭 필요한가요?'라고 되묻는 것이었습니다. 혼자 살기 때문에 많은 것이 필요 없다는 말이었습니다. 과일이나 채소는 그때그때 사서 먹으면 되고, 고기나 생선은 거의 안 먹고, 쌀이나 콩 등 곡물은 시원한 베란다에 놓기 때문에 냉장고가 없어도 상할 일이 없다는 것이었습니다. 그래도 평생 병원에도 가보지 않았고 약을 먹어보지도 않았다고 고백하는 것 아니겠습니까.

그녀는 정말이지 '음식의 미니멀리즘'을 실천하면서 살고 있었습니다. 그녀가 그렇게 날씬하고 눈빛이 형형炯炯한 것도 이유가 있었습니다. 어떤 의사도 이 아주머니에게 혈당수치나 당화혈색소를 얘기할 자격이 없다는 생각이 들었습니다. 어떤 영양학자도 비타민 B_{12}나 베타카로틴을 운운할 자격이 없다는 생각이 들었습니다. 그녀는 제가 좋아하는 불멸의 영화 〈빠삐용〉Papillon에서 빠삐용(스티브 맥퀸 분)이 끊임없이 감옥에서 탈출을 시도하고 실패하지만, 아무렇지도 않다는 듯이 무인도에서 돼지를 키우며 농사를 짓는 의연한 드가(더스틴 호프만 분)의 모습과 닮아 있었습니다. 혼잡스러운 도시에 살면서도 흔들리지 않는 삶을 지켜내는 그녀에게서 초연한 현자賢者의 모습이 보였습니다.

지리산
어느 채식의사의 고백

저는 당신에게 당장 냉장고를 없애라고 말하지는 않겠습니다. 저도 냉장고를 사용하는 1인입니다. 냉장고라는 형식에 문제가 있는 것이 아니라 냉장고 속에 들어가는 내용에 문제가 있다고 주장합니다. 요즘에는 냉장고도 대형화된 데다가 집집마다 김치냉장고까지 있어서 심하게 말하면 '음식물 보관 하치장'이 되어버렸습니다. 전자제품 회사들이 매년 성장률을 10%씩 늘리는 동안 당신은 매년 체중을 10%씩 불렸습니다.

닭고기를 먹고 싶으면 꺼내서 전자레인지에 넣어서 돌리면 됩니다. 삼겹살이 먹고 싶으면 꺼내서 프라이팬에 구워내면 됩니다. 1분이면 모든 것이 완성됩니다. 콜라나 가짜 주스나 맥주도 꺼내서 시원하게 곁들입니다. 그러니까 냉장고 사이즈만큼 배둘레햄의 크기가 늘어난다고 보시면 됩니다. 냉장고에 저장된 음식물(대부분 육류와 공장음식)의 양만큼 당신 몸의 중부지방이 확장된다고 보시면 틀림없습니다. 〈어느 채식의사의 고백〉이라는 책을 보면 지리산 농부의사 임동규 선생님께서 추천사에 다음과 같은 글을 남겼습니다.

"만성피로로 아침마다 눈을 뜨기조차 힘들었고 혈압, 혈당, 간 수치, 고지혈증 수치 등 거의 모든 건강 지표는 좋지 않았습니다. 치질과 잦은 변비와 설사 때문에 항상 지쳐있었고, 대장 용종을 떼어냈고 주기적으로 추적검사를 받으라는 충고를 받았습니다. 손발은 늘 뜨거웠고 땀을 많이 흘렸으며 등과 엉덩이 전체에 여드름이 뒤덮여 있었습니다. 키는 그리 크지 않은데 체중 75kg에 허리둘레가 34인치를 넘어 35인치로 향해가는 배불뚝이였습니다. 비대해진 만큼 움직이길 싫어했고 여름철에는 가만히 있어도 땀이 흐를 정도였습니다. (중략)

그러던 제가 어느 날 우연히 아내가 사놓은 책 한 권을 읽고 운명을 바꾸게 되었습니다. 존 로빈스**John Robbins**의 〈음식혁명〉**The Food Revolution**이었습니다. 책 내용은 너무나 충격적이었습니다. 그 두꺼운 책을 밤을 꼬박 새워 다 읽은 새벽녘, 책을 덮자마자 냉장고에 있던 고기, 계란, 우유, 생선, 그리고 라면 등 인스턴트식품까지 싹 정리했습니다. 모든 질병과 환경오염의 주요 원인 중 하나가 육식이며 '고기는 화장실 변기보다 더러운 죽은 시체'라는 말이 저를 마구 흔들었습니다. 그렇게 2002년 어느 날, 남들처럼 걷던 길을 멈추고 현미채식의 삶으로 180도 방향을 확 틀었습니다. 그러자 단 한 달 만에 체중이 10kg 줄었고 석 달 만에 17kg이 빠져 고교 시절의 날렵한 몸매를 되찾았습니다."

지금 당신은 냉장고 속의 각종 육류와 공장음식을 모두 걷어내고 세 달 만에 17kg의 지방까지 걷어낸 한 인간의 육성 고백을 들었습니다. 지금 당신은 20년 전 비만을 완치하고 요요 없이 다시는 살이 찌지 않은 한 양심 의사의 고백을 들었습니다. 지금 당신은 '돈 버는 의사의 길'을 포기하고 지리산에 나무집을 짓고 곶감 농사를 하는 한 자연인의 고백을 들었습니다. 그는 이런 고백을 함으로써 돈을 벌지 못합니다. 자, 이제 당신은 어쩔 셈인가요?

| 해봤어? 2 |

48kg → 38kg,
앞자리가 바뀌었다

(조순영, 경기도 광주시, 42세 여성)

2020년생 아기를 키우고 있는 엄마입니다. 결혼 전 152cm 키에 몸무게 44kg, 출산 후에는 48kg을 몇 년째 유지하고 있습니다. 하지만 남들이 보기엔 살짝 마른 몸매였지만, 뱃살만 튀어나왔고 팔다리는 얇아서 보기 흉한 거미형 인간이었습니다. 뱃살을 가리는 펑퍼짐한 옷들만 입으니 자존감도 떨어진 상태인 데다가 육아로 지쳐 다이어트나 운동은 엄두가 안 났습니다.

어느 날 조승우 한약사님의 〈완전 배출〉을 읽고 '이거다' 싶어서 하나씩 차근차근 시작했습니다. 가장 먼저 밤에 라면 먹던 습관을 극복했고요. 아침에 일어나면 레몬수 마시기를 빠지지 않고 실천했습니다. 그리고 점심 먹기 30분 전 반드시 과일을 먹었고, 점심과 저녁은 일반식을 하되 나물 반찬 등으로 반드시 자연식물식을 먹었습니다. 100일만 참아보자는 마음으로 가공식품과 고기 · 생선 · 계란 · 우유 · 유제품 등을 끊었고 배달 음식도 일주일에 한 번으로 제한했습니다. 이렇게 하니 독소가 배출되는 명현현상(호전반응)이 시작되었습니다. 엄청난 기침이 10일 넘게 지속됐는데 약을 먹지 않고 꿋꿋이 버텼더니 거짓말같이 평생 달고 살았던 비염이 사라졌습니다. 두 달 동안 몸무게는 1.5kg 정도 빠졌는데 뱃살만 쏙 들어가서 저도 놀랐습니다.

네이버 예방원 카페 가입 후 CCA 주스를 마시면서 채소과일식을 본격적으로 실천하자 세 달 동안 5kg이 쏙 빠졌습니다. 몸이 가벼워져 조깅과 복식호흡을 병행하니 3kg이 더 빠져서 몸무게 앞자리가 4에서 3으로 바뀌었습니다. 한여름 30도 날씨에도 추워서 수면 잠옷을 입었는데 채소과일식을 계속 실천하니 고질병이던 산후풍이 사라졌고 방광염과 건조한 피부 등 자잘한 질병도 완치되었습니다.

남들 보기에 좀 말랐다 싶긴 하지만 지금은 아주 활기차게 생활하고 있습니다. 채소과일식 이후 총 10kg 이상 빠져서 몸무게는 현재 37kg 정도인데요. 요요는 낌새조차 보이지 않습니다. 가끔씩 외식도 하고 인스턴트 음식도 먹지만 7:3 법칙을 따르고 밤 8시 이후에는 아무것도 먹지 않으려 노력합니다. 10년 뒤 20년 뒤까지 평생 지금의 몸매와 건강이 유지될 거란 확신이 생겼습니다. 배고프고 힘들었던 다이어트가 전혀 아니었습니다. 몸에 안 좋은 동물성 음식과 공장음식을 먹지 않으면 저절로 질병과 비만이 사라진다는 진리를 깨달았습니다.

– 네이버 예방원 카페, 완치 비만 사례 중에서

3장

당신은 왜
살이 찌는가?

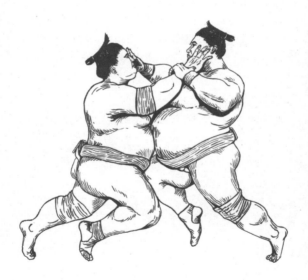

::

소에게 정상적인 사료를 먹이면 살이 덜 찌기 때문에

톱밥과 시멘트를 첨가하면 30%나 더 빨리 체중이 불어난다고 합니다.

소에게 그런 독성물질을 먹이면 살이 찌는 이유는 무얼까요?

독성물질을 지방과 수분 속에 품어서라도 살기 위해 살을 찌우는 것입니다.

인간도 살진 소와 똑같이 살기 위해 살을 찌운다는 것을 이해하시기를 바랍니다.

스모 선수는
어떻게 살을 찌우나?

일본의 스모는 무거울수록 유리한 경기입니다. 스모는 체급경기가 아닙니다. 사자가 코끼리에게 함부로 덤비지 못하는 것처럼 그야말로 무게가 깡패입니다. 따라서 스모 입문자들이 가장 먼저 해야 할 일은 살부터 찌우는 것입니다. 방법은 간단합니다. 많이 먹고 빨리 자는 것입니다. 이들은 우선 새벽 5시에 일어나 아침을 먹지 않고 대여섯 시간 연속 훈련을 받습니다. 속을 비워야 운동에 전념할 수 있기 때문입니다. 속이 꽉 차면 몸이 둔해서 어찌 몸을 움직일 수 있겠습니까? 중요한 것은 긴 공복 상태를 만드는 것입니다. 그래야 폭식을 할 수 있기 때문입니다. 그러니까 긴 공복 상태가 관건이 아니라 폭식이라는 점이 중요합니다.

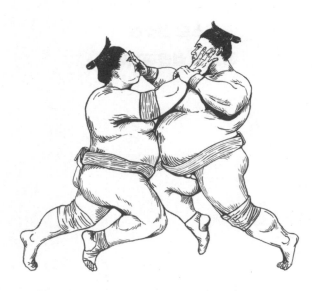

| 그림 3 | **스모 선수**

　스모 선수들이 체중을 불리기 위해 가장 많이 먹는 음식은 찬
코나베ちゃんこ鍋라는 전골 요리입니다. 생선과 닭고기와 어묵과 채
소 등을 한꺼번에 때려 넣어 푹 끓인 음식입니다. 일종의 잡탕 요리
라고 생각하면 맞습니다. 스모 선수들은 대여섯 그릇의 잡탕 요리
와 무제한 흰쌀밥, 맥주와 사케를 곁들여 점심을 먹습니다. 그리고
곧바로 2시간 이상 낮잠을 잡니다. 낮잠에서 일어나 잠시 자유 시
간을 가진 후 오후 5시쯤이면 똑같은 식사를 하고 9시가 되면 곧바
로 잠을 잡니다. 여기에서 또 중요한 것은 '곧바로 자는 잠'입니다.

그러니까 하루에 두 끼 폭식을 하고 곧바로 잠을 자게 되면 신진대사가 느려지면서 고지방의 음식이 차곡차곡 지방으로 쌓이게 된다는 말입니다.

이걸 몇 년 반복한 스모 선수들은 평균 150kg의 몸무게를 갖게 되는데 무려 400kg이나 나가는 선수도 있습니다. 스모 선수들은 이를 '밥 고문'이라고 부릅니다. 몸무게가 계속 늘어나다 보니 현역 스모 선수들의 3분의 2가 고혈압·당뇨·심장질환 환자들입니다. 현재 일본 남성의 평균 수명은 81.5세인데요. 일본 이치모리-森 교수의 논문 〈스모 선수의 체격과 수명〉에 따르면, 스모 선수의 평균 체중인 150kg이 넘는 선수들의 경우 대부분 50세 이전에 사망합니다. 돈과 명예를 좇다가 비명횡사하는 셈입니다. 비만과 수명의 관계를 명확하게 보여주는 결과입니다.

제가 요약해 보면 '술과 고기와 흰쌀밥을 많이 먹고 곧바로 자면 살이 찌고 빨리 죽는다'입니다. 제가 만일 스모 코치라면 햄과 소시지를 잡탕 전골 요리에 듬뿍 넣으면 더 빨리 살이 찐다고 비법을 전수할 것입니다. 스모 선수들이 살을 찌우는 법은 우리와 많이 닮았습니다. 다이어트를 한답시고 점심을 굶은 다음 늦은 저녁 입이 터져 참지 못하고, 치킨 한 마리에 피자 한 판, 그리고 빵, 과자와 콜라를 폭풍 흡입하다가 소파에 비스듬히 누워 불도 끄지 않은 채 잠드는 우리와 참 많이도 닮았습니다.

인간과 유전자 99.6%가 동일한 침팬지의 경우 낮에는 먹이활동과 놀이를 하다가 저녁이 되면 모든 것을 멈추고 집을 짓기 시작합니다. 시각으로 음식 여부를 판별하는 영장류는 밤이 되면 더 이상 열매를 분별할 수 없기 때문입니다. 이제 나뭇잎과 덩굴을 이용해 침대를 만듭니다. 매일 새로운 잠자리를 만들기 때문에 평생(수명 35~40년) 1만 개가 넘는 침대를 만드는 셈입니다. 노동을 통해 어느 정도 소화를 완성한 후 잠이 든다는 점이 중요합니다. 우리 인간은 소파에서 누워 소화시키느라 힘든데 말이죠. 그곳엔 인공적인 불빛이 없기 때문에 잠을 부르는 호르몬이자 천연 수면제 멜라토닌Melatonin이 왕창 분비되어 깊은 잠을 자게 됩니다. 야생의 침팬지 중에 살찐 침팬지도 없고 다이어트를 하는 침팬지도 없는 이유입니다.

5년 안에 요요가
올 확률 80%

　　다음 페이지의 도표 1은 선진국 성인들을 대상으로 한 비만율(BMI 25 이상 과체중)의 변화입니다. 세계비만재단World Obesity Federation에 의하면 2035년, 그러니까 앞으로 약 10년 후가 되면 지구인의 절반 이상이 비만이 될 것이라고 예상하고 있습니다. 미국이 당연히 1등입니다. 지구상의 거의 모든 다이어트 방법은 거의 모두 미국에서 나와 전 세계로 수출됩니다. 그런데도 현재 미국인 10명 중 7명 이상이 비만입니다. 이것은 무엇을 의미할까요? 그렇습니다. 우리가 흔히 알고 있는 기묘한 다이어트 방법들은 반드시 실패한다. 바로 이것입니다.

　　최근 70년간 다이어트법이 2만 6,000종이나 나왔다고 알려져

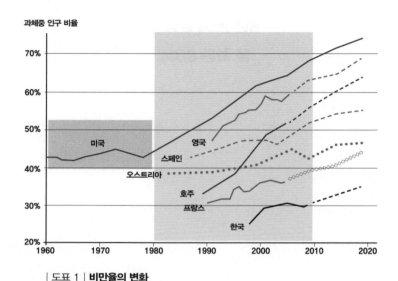

과체중 인구 비율

70%

60%

50%

미국

영국

스페인

40%

오스트리아 •••••••

호주

30%

프랑스

한국

20%
1960   1970   1980   1990   2000   2010   2020

| 도표 1 | **비만율의 변화**

있습니다. 영국 킹스칼리지런던King's College London의 앨리슨 필더스 Alison Fildes 박사팀은 2004~2014년 사이의 데이터를 총 27만 8,982명을 대상으로 분석했습니다. 그 결과 비만인이 자기 체중의 5%를 감량할 가능성은 1년에 남자 12명 중 1명, 여성 10명 중 1명으로 생각보다 흔했습니다. 그러나 2년 안에 다시 원래 체중으로 돌아올 가능성은 53%에 달했으며 5년 안에 다시 살이 찌는 경우는 78%에 달하는 것으로 나타났습니다. 이른바 '요요현상'이 실제로도 확인된 셈입니다.

체질량지수BMI가 30~35인 비만인 경우 최종적으로 정상 체중

키	체중			
	과체중 (BMI 25 이상)	비만 (BMI 30 이상)	고도비만 (BMI 35 이상)	초고도비만 (BMI 40 이상)
150cm	52kg	68kg	80kg	90kg
160cm	59kg	77kg	90kg	103kg
170cm	73kg	87kg	102kg	116kg
180cm	87kg	98kg	114kg	130kg

| 도표 2 | **세계보건기구WHO 기준 BMI 별 분류표**

에 도달한 사람은 남자 1,283명, 여자 2,245명으로 연간으로 보면 남자는 210명 중 1명이고 여성은 124명 가운데 1명에 불과한 것으로 나타났습니다. 체질량지수 40 이상의 초고도비만인 경우 그 비율은 남자 1,290명 중 1명과 여자 677명 중 1명으로 극도로 낮아졌습니다.

이 연구를 분석하면 다음과 같은 결론을 내릴 수 있습니다. 어떤 다이어트를 열심히 했다고 할 때 1년 동안 살이 빠질 확률은 10% 정도입니다. 2년 안에 요요가 올 확률은 50% 정도이고 5년 안에 요요가 올 확률은 80%입니다. 엄청난 뚱보(체질량지수 40 이상의 초고도비만)의 경우 정상 체중이 될 확률은 1,000명 중 1명 정도입니다. 그러니까 성공 확률 0.1%입니다. 조금 겁이 나지 않으십니까?

다이어트의 명저로 손꼽는 〈다이어트 불변의 법칙〉Fit For Life의 저자 하비 다이아몬드Harvey Diamond 박사는 다음과 같이 유명한 문장을 남겼습니다.

"비만인들은 대개 '시중에 나온 다이어트란 다이어트는 뭐든지 다해봤는데 효과가 하나도 없었어요'라고 말한다. 왜 모든 다이어트를 다해보았을까? 다이어트의 방법이 잘못되었기 때문에 어떤 다이어트에도 성공하지 못했던 것이다. 시중의 다이어트는 식사를 엄격히 통제하기 때문에 실패한다. 음식을 평생 동안 성공적으로 통제할 수 있는 사람은 거의 없다. 그래서 우리는 지속적으로 늘어나는 몸무게와의 싸움을 단번에 끝내주는 만병통치약을 찾아 나선다.

바로 그것이 문제다. 우리가 시중에서 유행하는 다이어트를 시작하면, 우리의 몸은 새로운 음식과 약물에 적응하면서 혼란에 빠진다. 그 자연스럽지 않은 음식과 약물을 먹는 시간이 끝나면 몸은 옛날 방식에 다시 적응해야 한다. 이것은 마치 고무줄을 반복적으로 늘였다 줄였다 하는 것과 같다. 결국 그것은 끊어질 것이다. 만약 당신이 다이어트로 자신의 몸을 이리저리 흔들어 놓으면 당신의 몸도 바람이 빠진 풍선처럼 축 늘어지고 생기를 잃을 것이다."

자, 지금 어떤 생각이 드십니까? 저탄고지를 하시겠습니까? 한약 다이어트를 하시겠습니까? 위절제술을 받으시겠습니까? 헬스클럽에 6개월짜리 회원권을 끊으시겠습니까? 해병대 캠프에 입소하시겠습니까? 이것들은 2만 6,000종 다이어트에 모두 포함됩니다. 당신이 정상인보다 약간 살이 찐 여성일 경우 1년 안에 살이 빠질 확률 10%, 5년 안에 요요가 올 확률 80%인 시중의 다이어트에 배팅하시겠습니까?

식품첨가물은
어떻게 식욕을 부추기는가?

여기 한 명의 일본인이 있습니다. 그의 이름은 아베 쓰카시安部
司. 첨가물 전문회사에서 연구원 및 톱 세일즈맨으로 명성을 떨쳤
습니다. 무려 300여 가지의 새로운 첨가물을 만들어냈고 회사 매출
성장의 1등 공신으로 승승장구했습니다. 날씨가 더워 흐물흐물 쓰
레기로 버려야 하는 젓갈류에, 이 화학첨가물과 저 화학첨가물을
섞고 버무려서 반짝이고 신선한 젓갈처럼 보이게 하는 마법을 부
렸습니다. 젓갈 회사 사장은 '브라보'를 외쳤고 아베 쓰카시는 수당
을 왕창 챙겼으며 승진을 거듭했습니다. 쓰카시는 하루하루 '보람
찬 하루 일을 끝마치고서' 퇴근할 수 있었습니다.

쫄깃쫄깃한 면을 만들지 못해 고민하는 식당 주인에게도 훈수

를 두었습니다. 반죽에 글루텐Gluten 성분의 화학물질을 넣도록 했고 유화제와 인산염을 추가하면 아무리 초보자라도 쫄깃쫄깃하게 면을 만들 수 있다고 비법(?)을 전수했습니다. 수프 또한 '인공적인 가짜 수프'를 개발해서 캔으로 공급했습니다. 식당 주인들은 싱글벙글 크게 만족했습니다. 장인정신으로 유명한 어묵집에도 수입 냉동 어육을 권했습니다. 생선 뼈를 바르는 데 들이는 노동시간을 줄일 수 있고 가격을 낮출 수 있었습니다. 문제는 수입 어육의 맛이었습니다. 마른 무를 썹을 때처럼 맛이 무미건조한 느낌을 없애기 위해서 화학조미료와 단백 가수분해물을 추천했고 면면히 이어온 장인정신은 첨가물 앞에서 추풍낙엽처럼 사라졌다고 고백하고 있습니다.

그러다가 어느 날 자기가 만든 합성첨가물을 듬뿍 퍼부은 미트볼Meatball(다진 고기로 만든 경단)을 딸이 먹는 모습을 보고, 피가 거꾸로 흐르는 듯 몸에 소름이 끼쳤다고 고백합니다. 그 제품의 원료가 되는 고기들은 그냥 두면 폐기물이 될 수밖에 없는 쓰레기였기 때문입니다. 그 쓰레기 더미에다가 자기가 고안해 낸 각종 첨가물을 넣어 산뜻한 완성품(?)을 만들었기에 자부심이 있었습니다. 모두 정부의 허가를 받은 제품이었고 쓰레기를 버리지 않았으니 지구환경에도 공헌했다고 생각했었습니다.

그러나 그 살벌한 독성물질의 구매자가 자기 가족도 해당한다는 것을 깨달은 그날 밤, 한숨도 잠을 이루지 못했다고 고백합니다. 식품첨가물을 팔아 돈을 벌고 사람을 죽이는 일이나 무기를 팔아 돈을 벌고 사람을 죽이는 일이나 무엇이 다르단 말인가. 쓰카사는 오랜 고민 끝에 회사에서 퇴사했습니다. 그리고 어느 날 내부고발자가 되어 식품첨가물의 위험성을 알리는 강연자로 나섰고 유명한 책 〈인간이 만든 위대한 속임수 식품첨가물〉이라는 책을 펴내게 됩니다.

저는 이 책을 읽고 나서 '왜 마트에서 파는 젓갈류의 맛이 똑같을까?'에 대한 의문이 풀렸습니다. 마찬가지로 '왜 생선 건어물의 맛이 한결같이 똑같을까?'에 대한 의문도 풀렸습니다. 생선 건어물이나 젓갈의 종류와 관계없이 똑같은 화학첨가물(방부제와 MSG)을 대량으로 살포했기 때문입니다. 이것 말고는 설명할 길이 없습니다. 당신이 만일 이런 젓갈을 먹는 걸 원치 않으신다면 이렇게 하시면 됩니다. 가령 굴로 젓갈을 만들기 원하시면, 생굴을 산 다음 파 · 마늘 · 양파 · 고춧가루 · 소금 · 간장 등으로 양념장을 만든 다음 섞어서 주시면 됩니다. 시중에서 파는 일률적인 젓갈과 전혀 다른 신선한 젓갈이 되리라 장담합니다.

식품첨가물이 살을 찌게 하는 또 다른 예를 소개합니다. 인공감미료에 관한 이야기입니다. 막걸리 등에 첨가하는 아스파탐 Aspartame(설탕보다 200배 단맛), 껌과 사탕 등에 사용되는 아세설팜

칼륨Acesulfame Potassium(설탕보다 200배 단맛), 샐러드드레싱 등에 사용되는 수크랄로스Sucralose(설탕보다 600배 단맛) 등이 그것들입니다. 2004년 테리 데이비슨Terry Davison 등이 참여한 연구팀은 〈비만에 대한 조건반사적인 연구〉A Pavlovian Approach to the Problem of Obesity라는 논문에서 두 그룹의 쥐들에게 10일 동안 단 음료를 먹이는 실험을 했습니다.

한 그룹의 쥐들에게는 설탕으로 단맛을 낸 음료를 제공했고, 다른 한 그룹의 쥐들에게는 설탕과 사카린(아스파탐 이전에 흔히 사용했던)으로 단맛을 낸 음료를 제공했습니다. 그리고 10일 뒤에 달콤한 초콜릿 향이 나는 간식과 보통 사료를 제공했습니다. 그랬더니 초콜릿 간식은 두 그룹의 쥐들 모두 거의 똑같은 양을 먹은 반면, 보통 사료의 경우에는 설탕과 사카린을 섞어서 먹였던 쥐들이 설탕 음료를 먹었던 쥐들보다 3배 더 많은 양을 먹었다고 논문에서 밝히고 있습니다. 그러니까 설탕 한 가지만 넣은 음식에 비해서 짬뽕(설탕+사카린)을 넣은 음식이 폭식을 유발했다는 실험입니다. 식품첨가물이 이렇게 위험합니다. 살을 찌게 하는 1급 범인입니다.

설탕이나 사카린만 넣으면 맛이 밍밍합니다. 그래서 똑똑한 연구원들은 이산화탄소를 넣기로 결정했는데요. 이것이 바로 탄산음료입니다. 그러니까 H_2CO_3(탄산수)=H_2O(물)+CO_2(이산화탄소)의 조합입니다. 탄산수란 '이산화탄소가 녹은 물'이라는 뜻입니다. 좋은 물은 그 속에 산소가 풍부하게 녹아 있지만, 탄산음료 속에는 이산화탄소가 잔뜩 녹아 있는 셈입니다. 인간은 산소를 마시고 이산화탄소를 배출하는 동물인데요. 몸에서 다 사용하고 내버리는 쓰레기를 또다시 몸속으로 잔뜩 집어넣는 셈입니다. 당연히 인간의 세포는 산소 부족으로 시달릴 수밖에 없습니다. 지금 당신의 냉장고에 있는 각종 탄산음료는 설탕+사카린(아스파탐)+이산화탄소+각종 향료의 짬뽕 조합 그 이상도 이하도 아닙니다.

당신이 지금 '배가 부른데 왜 자꾸 뭐가 끊임없이 먹히지?'라고 생각되면, 저는 '식품첨가물을 투하한 공장음식에 중독되었기 때문'이라고 100% 장담할 수 있습니다. 당신이 산 음식(채소 · 과일 · 무첨가 주스)과 자연에서 그대로 가져온 진짜 탄수화물(현미와 같은 통곡물과 고구마와 감자 등)을 주식으로 먹는다면 당신은 절대 음식 중독에 걸릴 수 없다고 다시 한번 강조합니다. 디젤 자동차에는 디젤유를 넣어야 하고 가솔린 자동차에는 휘발유를 넣어야 합니다. 사자와 호랑이와 늑대는 고기를 먹는 동물이고, 침팬지와 99.6% 유전자가 유사한 호모 사피엔스는 채소와 과일과 통곡물을 먹는 동물입니다.

오른쪽 도표 3의 식품첨가물들은 각개전투로도 음식에 투하되고 연합군으로도 투하됩니다. 무슨 말이냐 하면 방부제의 벤조산+소르브산+이산화황을 적정량 배합해서 음식에 투하합니다. 착색

종류	목적	내용
방부제(보존제)	미생물의 성장을 억제하여 식품의 부패나 변질을 방지한다.	소금 · 설탕 · 식초 · 아세트산 · 에탄올 · 벤조산 · 구연산 · 소르브산 · 이산화황 · 아황산염 · 질산염 · 아질산염 등
산화방지제	지방이나 탄수화물 식품이 산소에 의해 변질되는 것을 방지한다.	아스코르브산 · 토코페롤 · 프로필갈레이트 · 3차부틸하이드로퀴논 · 부틸화하이드록시아니솔 · 부틸화하이드록시톨루엔 등
착색제	식품의 색을 보기 좋게 한다.	β-카로틴 · 수용성안나토 · 황산구리 · 산화제이철 · 캐러멜 · 클로로필린나트륨 · 산화티타늄 등
인공감미료	단맛을 내는 데 설탕보다 수백 배의 효과가 있다.	아세설팜칼륨(설탕의 200배 단맛), 수크랄로스(설탕의 600배 단맛), 아스파탐(설탕의 200배 단맛) 등
화학조미료	식품에 감칠맛을 더한다.	글루탐산나트륨염 · 아스파트산 · 석신산나트륨 · 이노신산나트륨 · 구아닐산나트륨 등

| 도표 3 | **식품첨가물의 종류**

제의 경우도 마찬가지입니다. 색을 예쁘게 하려고 β-카로틴+클로로필린나트륨+산화티타늄을 배합해서 원하는 색을 만들어냅니다.

우리가 당뇨약+고혈압약+비타민+진통제를 모두 섞어서 먹을 경우 어떤 현상이 나타나는지 아무도 모릅니다. 단언컨대 의사도 예상할 수 없습니다. 처방전을 의사가 만들어주는데도 그들도 확실히 알 수 없습니다. 위험을 피하기 위해서 의사들은 '천천히 약을 끊으세요'라고 말합니다. 약을 주는 사람이 약을 끊으라니, 저는 이 해할 수 없습니다.

이와 똑같이 위의 식품첨가물 여러 가지를 무작위로 섞었을 때, 비록 식약처가 제시하는 용법과 용량을 준수했다고 하더라도 그것이 인체에 미치는 영향은 아무도 알 수 없습니다. 저 어려운 이름의 알 수 없는 화학제품을 드시겠습니까? 신(자연)이 햇빛과 흙 속의 영양분으로 빚은 자연식품을 드시겠습니까? 선택은 당신에게 달려있습니다.

알고도 속고
모르고도 속는다

식품첨가물의 사기성에 관해 얘기하다 보니 총각 시절 지리산에서 만난 할머니가 떠오릅니다. 친구들과 산에서 내려와 허기진 때에 산 아래 좌판에서 묵을 파는 할머니를 만났습니다. 할머니는 누런 골판지에 '지리산 토종 도토리로 만든 묵'이라고 글씨를 써놓았었는데요. 우리는 쪼그리고 앉아서 묵을 먹는 김에 막걸리도 한 통 시켰습니다. 우리는 할머니가 힘들어 보여 막걸리 한 잔을 권했습니다.

손님이 막걸리를 권하니 몇 잔 들이켜고 마음이 나른해진 할머니는 진실을 말하기 시작했습니다. 이 도토리는 지리산에서 가져왔지만 사실은 중국산이라는 것이었습니다. 지리산 야생동물의 먹이가 부족해서 국립공원에서 헬리콥터로 중국산 도토리를 일주일에 한두 번 대량으로 살포한다는 것입니다. 툇마루에 앉아 있다가 헬리콥터 소리가 나면 뛰쳐나가 한 가마니 두 가마니 도토리를 주워 담아서 묵을 쑨다고 했습니다. 우리는 그 얘기에 웃으며 막걸리 한 통을 더 시킨 기억이 있는데요. 그 도토리는 토종 지리산 묵입니까? 중국산 묵입니까?

얼마 전 전통시장에 가서 실제로 겪은 일입니다. 평소 땅콩을 좋아하는 아내가 '저기 우도 땅콩 있네?'라고 손짓했습니다. 제주도 부속 섬 우도牛島에 가면 우도 땅콩이라는 것이 있습니다. 일반 땅콩(시중에 나오는 것은 대부분 중국산)에 비해 크기가 3분의 1도 안 되는 소립종小粒種으로 껍질째 먹을 수 있고 고소해서 인기가 많은 땅콩입니다. 저희도 제주도 여행 때 맛있게 먹었던 기억이 있습니다.

주인아저씨에게 우도 땅콩 한 되만 달라고 하자, 아저씨가 씨익 웃으셨습니다. 우도 땅콩이 아니라 중국산이라고 솔직히 고백하셨는데요. 진짜 우도 땅콩은 인기가 좋아 한두 달이면 제주도에서 다 팔려나간답니다. 그래서 돈에 후각이 좋은 장사꾼들이 중국산 소립종 땅콩을 수입하기 시작했고 심지어 우도에도 도매로 넘긴다는 기가 막힌 이야기였습니다.

그러니까 이제 우리가 제주도 여행 가서 먹는 우도 땅콩도 토종 우도산인지 중국산인지 알 수가 없게 되었습니다. 중국산은 kg

당 소매가격이 9,000원인데 우도산은 4만 6,000원입니다. 중국산은 우도산의 20% 정도에 불과하니 경쟁력이 없어질 수밖에 없습니다. 조만간 진짜 우도 땅콩은 사라질 위기에 처했습니다. 그러면서 아저씨가 한 말이 명언입니다. '알고도 속고 모르고도 속는다' 바로 그 말입니다. 장사꾼들의 머리를 우리가 당할 수 없는 이유입니다.

제로 칼로리의 함정

　'칼로리가 적은 음식이 다이어트 음식이다'라는 식품회사의 마케팅에 속으면 당신은 '진짜 호구'가 될 가능성이 높습니다. '제로 칼로리'라고 자랑스럽게 써진 음료수를 자주 마신다면 당신은 살이 찌고 암에 걸릴 가능성이 높습니다. 제로 칼로리 음료뿐만 아니라 막걸리의 단맛을 내는 데 모두 아스파탐이 투하됩니다. 아스파탐은 인공적으로 만든 화학 감미료입니다. 세계보건기구WHO산하의 국제암연구소IARC는 술 · 담배 · 가공육(햄과 소시지)을 확정적 발암물질로 분류했습니다. 붉은색 육류와 튀긴 음식을 발암 추정 물질로, 아스파탐은 발암 가능 물질로 분류했습니다.

　이에 반발해서 코카콜라 계열사 등이 소속된 국제감미료협회

ISA에서는 아스파탐을 이런 식으로 분류하면 '설탕을 불필요하게 더 많이 섭취하도록 소비자들을 오도할 수 있다'라고 지적했습니다. 이 말은, 설탕을 많이 먹어서 살이 찌기보다는 아스파탐을 많이 먹어서 살이 찌고 암에 걸리라는 말과 무엇이 다르다는 말입니까? 무엇을 정제하면 할수록 몸에 더 치명적인 법입니다. 당신이 과일이나 사탕수수를 통해서 자연 그대로의 당분을 섭취한다면 그것이 1등이고, 사탕수수 등에서 추출한 설탕을 넣은 초가공식품이 2위이고, 석유에서 추출한 각종 화학물질로 합성한 아스파탐 등을 넣은 초초가공식품이 3위입니다.

우리나라 식품안전처에 의하면 중국산 수입 김치의 85% 제품에 아스파탐을 투하한다고 밝혔습니다. 초저가인 데다 설탕보다 200배 단맛을 내는 데 마다할 식품회사가 어디 있겠습니까? 연세대 의대의 분석에 의하면 우리 한국인들은 하루에 섭취하는 열량의 25% 이상을 초가공식품을 통해 얻는 것으로 알려져 있는데요.

스페인의 연구에서는 매일 4회 이상 초가공식품을 섭취하면 사망 위험이 62% 증가하는 것으로 나타난 바 있습니다. 당신은 살을 찌게 하는 음식을 드시겠습니까? 살도 찌고 암도 걸리는 음식을 드시겠습니까?

호모 사피엔스는
왜 요리에 열광하는가?

개와 늑대는 유전자가 약 99.96% 일치합니다. 불과 0.04%의 차이밖에 나지 않습니다. 늑대는 2km 밖에 있는 죽은 시체의 냄새를 맡고 찾아옵니다. 늑대에서 진화(인간에 의해 교배되고 육종되어)된 것으로 알려진 개의 경우, 500만~2,000만 개의 후각 세포를 가지고 있으며 인간에 비해 후각 능력이 1,000배 이상으로 알려져 있습니다. 개들은 형태나 색깔보다는 냄새로 사물을 파악해 냅니다. 강아지를 데리고 공원에 가면 냄새를 맡느라 정신이 없습니다.

반면에 침팬지와 유전자가 99.6% 일치하는 우리 호모 사피엔스는 시각으로 사물을 파악해 냅니다. 미남과 미녀를 눈으로 구분할 수 있으며 맛있는 음식을 시각으로 판별해 냅니다. 나무 위에서의 생활하는 침팬지는 냄새를 잘 맡는 것보다 잘 보는 것이 훨씬 중요하기 때문입니다. 그래서 후각은 상당히 약해진 반면, 시각이 강화되었습니다. 또한 침팬지의 먹이인 과일과 나뭇잎은 거의 움직이지 않기 때문에, 냄새나 미세한 움직임을 포착하는 능력보다는 색깔·모양·감촉의 미묘한 차이를 구별하는 것이 더 중요합니다. 물론 청각도 중요하지만 사냥감을 추적하는 육식동물만큼은 중요하지 않습니다. 그래서 우리의 귀는 육식동물보다 훨씬 작고 이쪽저쪽으로 재빨리 움직이지도 않습니다.

침팬지는 빨주노초파남보 과일의 색깔을 구분해 내서 충분히 익었는지 그렇지 않은지 구별해야 생존할 수 있습니다. 냄새가 전혀 나지 않는 요리 프로그램에서 총천연색 음식을 내보이며 인간의 욕구를 자극할 수 있는 이유입니다. 강아지나 고양이에게 TV에서 고기를 보여주어도 별반 반응이 없는 이유이기도 합니다.

이제 맛은 부차적으로 취급되기도 합니다. 식당들은 저마다 총천연색으로 음식을 내보이고 사람들은 그것을 사진으로 찍은 다음 SNS로 실어 나릅니다. 그런데 음식이 화려할수록 과식하게 되는 문제가 발생합니다. 우리가 뷔페식당에 가서 총천연색의 음식을 2~3kg 이상 먹은 다음 헉헉거리며 나오는 이유입니다. 그러나 우리 인류 원형의 음식인 채소와 과일은 한자리에서 많이 먹을 수가 없습니다. 배고픔의 욕구가 완성되면 더 이상 먹을 수가 없습니다.

육식동물은 사냥의 어려움 때문에 한꺼번에 배가 터지도록 먹은 다음 비교적 오랫동안 굶어도 견딜 수 있게 진화해 왔습니다. 늑대는 한 번에 자기 몸무게의 5분의 1이나 되는 음식을 먹을 수 있습니다. 사람으로 치면 앉은 자리에서 15~18kg의 음식을 먹어치우는 셈입니다. 700만 년 인간의 진화 역사 중에서 699만 년이 지난 1만 년 전부터 인간은 농사법을 익히고 요리라는 발명품을 만들어냈습니다. 불로 익히고 찌고 지지고 볶고 화려한 색깔을 입히면서 문제가 발생합니다.

사기꾼들은 자신이 대단한 사람임을 자랑하기 위해 롤렉스시계와 금팔찌와 번쩍이는 목걸이로 변장하기 마련입니다. 앞뒤가 잘 안 맞는 어려운 용어로 투자를 권유합니다. 사이비 교주들은 예배당에 화려한 꽃장식과 수천수만의 천사들이 하늘에서 내려오는 거창한 그림들을 보여줍니다. 세상 모든 진실 중에서 화려한 진실은 없습니다. 독버섯이 화려하듯이 화려한 음식이 과식과 비만을 만들어냅니다.

양념은 거짓 허기를
유발한다

제가 좋아하는 자연주의자 헬렌 니어링Helen Nearing의 〈소박한 밥상〉Simple Food For The Good Life이라는 책에는 무려 600여 년 전에 발간된 책의 내용 중에 다음을 인용합니다.

그 시칠리아의 왕은 스파르타의 요리사가 만든 죽을 먹고, 고기가 입에 맞지 않는다고 말했다. 그러자 요리사는 양념이 부족하니 그럴 거라고 대답했다. 왕이 어떤 양념이 부족했냐고 묻자 요리사는 대답했다.

"스파르타 사람들은 노동, 땀, 허기, 갈증을 양념으로 삼아 고기를 준비하지요."

토머스 엘리어트 경Sir Thomas Elyot

〈지혜의 향연〉The Bankette of Sapience 1545년

　육체적인 노동을 거의 하지 않는 현대의 호모 사피엔스는 배가 고프지 않은데도 때가 됐으니 먹어야 한다고 생각하고, TV의 시각적인 광고에 식욕을 느끼고, 길거리 식당의 음식 냄새에 반응합니다. 여기에서 핵심은 내부에서 들리는 몸의 소리를 듣지 못하고, 외부의 자극에 반응해서 허기를 느낀다는 점입니다. 식품회사들은 당신의 내부 소리를 듣든지 못 듣든지 상관없이, 형형색색 각종 양념과 첨가물을 투여해서 당신을 계속해서 먹게 하려고 지금도 연구실의 불을 끄지 않고 연구를 거듭하고 있습니다.

　인도 경전에 의하면 쓰고, 시고, 짜고, 맵고, 얼큰하고, 메마르고, 화기가 너무 강한 열정적인 음식은 통증을 일으키고 사람을 의기소침하게 만든다고 나와 있습니다. 담백하고 심심하면서 순수한 음식이 사람에게 좋다고 나와 있습니다. 양념은 가짜 허기를 유발합니다. 음식을 더 먹게 만듭니다. 몸에서 음식을 요구하는 진짜 허기야말로 최고의 반찬이라는 말입니다. 한국의 불교에서도 자극적인 오신채는 음식에 넣지 않는 것을 전통으로 합니다. 정신을 혼미하게 만들기 때문입니다.

양념은 소금만으로
충분하다

저는 소금만이 유일한 양념으로 충분하다고 주장하는 1인입니다. 우리가 아이를 가졌을 때 뱃속에 들어 있는 양수의 염분 농도는 0.9%입니다. 우리 성인 인체의 염분 농도 또한 0.9%입니다. 병원에 가서 맞는 생리식염수(링거병에 들어 있는)의 염분 농도 또한 0.9%입니다. 물론 생리식염수에는 포도당이나 아미노산 등 각종 성분을 추가하지만 기본적으로 염화나트륨 용액일 뿐입니다. 우리가 병원에 입원하면 '나 죽는다'고 무슨 시위 하듯이 링거병을 끌고 다니는데, 사실 첨단 의학의 상징처럼 보이는 이것이 소금물일 뿐이라는 걸 알면 허탈하기 그지없습니다.

이 사실은 우리 몸이 항상 0.9% 정도의 염분을 유지하려고 노력하고, 음식 속에 그 정도의 염분만 있어도 충분하다는 뜻입니다. 당신이 음식을 짜게 먹으면 물을 마심으로써 염분 농도를 낮추려고 노력하고, 싱거운 음식에는 소금을 쳐서 먹으려고 노력합니다. 음식을 불에 익히면 미네랄이 거의 사라지기 때문입니다. 여기에서 나트륨 또한 일종의 미네랄이라는 점을 잊지 마시기를 바랍니다.

우리가 공기에 산소만 있다고 생각하지만 그렇지 않습니다. 공기 중에는 질소 78%, 산소 21%, 기타 1%(아르곤 0.83%, 이산화탄소 0.04% 등)로 다양하게 구성되어 있습니다. 음식도 마찬가지입니다. 탄수화물과 지방과 단백질이 3대 영양소이긴 하지만 비타민과 미네랄 등이 있어야 음식이 제 기능을 하게 됩니다. 자동차 엔진도 수많은 볼트와 너트로 연결되어야 하는 것과 마찬가지입니다.

천연 소금에는 나트륨이 99%지만 칼슘 · 마그네슘 · 칼륨 · 아연 · 철 · 레늄 등의 미네랄도 다양하게 함유되어 있습니다. 이 세상의 모든 미네랄은 무기미네랄과 유기미네랄 2종류로 나뉩니다. 무기미네랄은 공기 · 흙 · 바위 · 물에 함유된 것으로 사람이 직접 소화하고 흡수할 수 없습니다. 그래서 인간을 포함한 모든 동물은 소화라는 과정을 통해 소화액(특히 담즙)으로 무기미네랄을 유기미네랄로 전환해 사용합니다.

땅에 있는 무기미네랄을 직접 유기미네랄로 전환하는 일은 식물이 합니다. 바로 햇빛을 통한 광합성작용이 이를 가능하게 합니다. 우리가 식물을 익히지 않고 그대로 섭취하면 소화과정(무기미네랄 ➡ 유기미네랄)을 거치지 않으므로 힘이 들지 않습니다. 사실 소화과정에는 엄청난 에너지가 소모됩니다. 독소를 배출하기에도 힘겨운 우리의 몸이 소화에 에너지를 많이 쓰면 그만큼 살이 빠지기 어렵게 됩니다.

제가 소금을 통한 미네랄 섭취보다는 산 음식(채소 · 과일 · 무첨가 주스)을 통해 직접 섭취하시라고 강조하는 이유입니다. 그러나 차선책이긴 하지만, 우리가 음식을 익혀 먹는 일반식을 할 경우 소금 섭취는 필수입니다. 굳이 소금을 치지 말라고 하더라도 본능적으로 소금을 치게 되는데요. 그것은 열을 가하면 채소든 고기든 미네랄(특히 나트륨)이 거의 사라지기 때문입니다.

다큐 프로그램을 보면 산양이나 원숭이들이 바위에 달라붙은 염분을 핥는 모습이 포착됩니다. 식물과 열매를 통해 미네랄을 충분히 섭취하지 못했기 때문에 발생하는 현상입니다. 그 바위는 수만 년 전에 바다였는데 세월이 흘러 솟아올랐기 때문에 염분을 다량 함유하고 있습니다. 동물들은 자기 몸속에 염분이 부족하다는 것을 느끼고 본능적으로 높고 위험한 바위에 올라 염분을 핥습니다.

'사막의 낙타들을 조종하는 유일한 방법은 소금'이라는 말이 있습니다. 풀과 나무가 많지 않은 사막에 사는 낙타에게 유일하게 부족한 것이 염분이기 때문입니다. 사막을 횡단하는 대상들은 항상 염분을 가지고 다니면서 낙타를 통제합니다. 사막뿐만이 아닙니다. 몽골 북부의 차탕족(순록 유목민)들은 순록을 키우면서 생활하는데요. 야생의 순록이 인간 곁에 머무는 이유는 소금 때문입니다. 그들은 야생의 순록들을 소금을 배급하면서 통제합니다.

KBS 다큐 〈타이가의 혼〉을 보면 순록들에게 소금 봉지를 흔들면 그 소리의 뜻을 알아들은 순록들이 몰려드는 광경을 볼 수 있습니다. 차탕족들이 눈 위에 오줌(염분이 섞인)을 싸면 순록들이 달려들어 눈밭의 오줌을 핥는 장면도 고스란히 방송에 포착됩니다. 녹색의 풀들이 부족한 사막의 낙타나 눈 덮인 겨울 숲에서 이끼를 파헤치는 순록이나 가장 부족한 것이 염분이기 때문입니다. 어떤 동물도 염분이 없으면 사망합니다. 또한 타이가 숲의 원주민들은 사냥할 때도 소금을 이용합니다. 쓰러져 죽은 나무 위에 소금을 뿌려놓고, 아주 높은 나무 위에 올라가 총을 들고 기다립니다. 초식동물들이 와서 먹기를 기다리는 것입니다. 포유류들이 더 많은 염분이 있어야 한다는 이야기들은 끝도 없이 이어집니다.

케냐의 엘곤산Elgon Mountain에는 코끼리들이 파놓은 동굴이 있습니다. 밤이 되면 코끼리들이 한 줄로 행렬을 이루어 조심스레 동굴을 찾습니다. 코끼리들은 바위 한 덩어리를 떼어내고는 몇 시간 동안 씹어 먹습니다. 소금, 바로 나트륨을 섭취하기 위해서입니다.

무기미네랄 (불활성 미네랄)	공기 · 흙 · 바위 · 물에 함유		인간과 동물이 직접 소화 흡수할 수 없음
유기미네랄 (활성미네랄)	식물이나 동물의 세포에 함유		인간과 동물이 바로 흡수할 수 있 는 미네랄
무기미네랄 → 유기미네랄	식물	광합성작용으로 무기미네랄을 유기미네랄로 전환함	
	인간과 동물	공기 · 흙 · 바위 · 물에 함유된 무기미네랄을 소화과정 (특히 담즙)을 통해 유기미네랄로 전환함	

| 도표 4 | **무기미네랄 · 유기미네랄**

이 동굴의 바위에는 식물보다 100배나 많은 나트륨이 포함된 것으로 밝혀졌습니다. 동굴의 길이는 무려 2,400m입니다. 과학자들에 의하면 지난 2만 년 동안 코끼리들이 이곳에서 약 500만 리터의 바위를 파냈을 것으로 추산하고 있습니다. 인간이나 동물이나 마찬가지입니다. 그들이 먹는 음식에서 미네랄(특히 나트륨)이 부족하면 본능적으로 무기미네랄(흙과 바위 등)이라도 섭취하지 않으면 사망하기 때문입니다. 옛날 교통수단이 부족한 내륙의 경북 안동에서 부족한 염분을 소금에 절인 간고등어를 통해 섭취한 것도 당연한 일입니다.

제가 커피를 독극물에 비유하는 것도, 카페인의 이뇨 작용 때문에 소변 배출이 심해지면 수분과 함께 몸속의 염분도 대량으로 빠져나가기 때문입니다. 염분이 충분(0.9%)하지 않으면 몸이 수분을 보유할 수 없습니다. 제가 채소과일식을 강조하지만 일반식(죽은 음식)을 하더라도 적당량의 염분 섭취가 없으면(지나치게 싱겁게 먹으면) 공장음식을 통해서라도 염분을 섭취하기 위해 과식하게 됩니다. 배가 부른데도 입이 심심하기 때문입니다.

제가 채소과일식을 주장하는 이유 중의 하나는 산 음식에 각종 미네랄(나트륨·칼륨·칼슘·마그네슘 등)이 살아 있기 때문입니다. 과일을 먹은 후 무엇인가 부족해서 소금을 먹어본 경험이 있습니까? 성숙한 인간은 남의 도움 없이 스스로 살아가듯이, 채소와 과일은 스스로 완벽하기 때문에 양념 범벅이 필요 없는 이유입니다. 설사 익힌 음식을 먹게 되더라도 소금만으로 양념하면 그 음식 고유의 풍미를 느끼게 된다고 강조합니다. 무슨 특별한 소금을 찾아 별도로 섭취할 필요없이 채소과일식을 실천하면 충분하다는 말씀을 다시 한번 강조드립니다.

살을 빼는 데 효소·미네랄·비타민이
반드시 필요한 이유

우리는 3대 영양소를 탄수화물·단백질·지방으로 구분합니다. 이것은 마치 엔진 본체라고 봐도 무방합니다. 저는 항상 효소와 미네랄과 비타민을 강조하는데요. 효소와 미네랄과 비타민은 엔진 본체를 연결하는 각종 볼트와 너트로 비교할 수 있습니다. 작지만 아주 중요한 엔진의 부속품과 같습니다. 3대 영양소도 볼트와 너트가 없으면 죽은 엔진과 다름없게 됩니다. 우리가 매일 살이 찌고 에너지가 없는 이유는 효소와 미네랄과 비타민이 부족하기 때문입니다. 볼트와 너트가 부족해도 시동은 걸리겠지만 툴툴거리다가 자동차가 멈추게 됩니다.

〈완전 배출〉에서도 자세히 설명해 드렸지만, 효소와 미네랄, 비

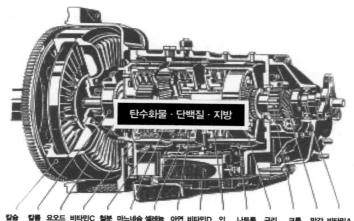

칼슘　칼륨　요오드　비타민C　철분　마그네슘　셀레늄　아연　비타민D　인　나트륨　구리　크롬　망간　비타민A

|그림 4 | **반드시 필요한 효소 · 미네랄 · 비타민**

타민은 모두 산 음식에만 존재합니다. 음식에 열을 가하면 섭씨 54
도부터 모두 사망하기 시작합니다. 특히 효소酵素, Enzyme의 경우 영
어로 엔자임이라 불리는데요. 바로 에너지란 말과 같습니다. 동양
에서는 이를 유기물 · 무기물 등 단어에 사용되는 기機라고 볼 수
있습니다. 다시 해석하면 효소는 에너지 또는 기운이라는 말과 같
습니다.

　에너지가 몸에 들어오지 않으면 살을 빼기 힘듭니다. 살이 빠
지는 기본 이론으로 저는 독소 배출을 주장하는데요. 독소를 밖으
로 빼내려면 에너지가 있어야 합니다. 살이 찌고 힘이 없는 상태로
는 방 청소조차 힘든 것과 똑같은 이유입니다. 죽은 음식들을 '먹고

또 먹고 계속 먹으면' 효소(에너지)가 거의 없는 상태이기 때문에
독소가 계속 쌓일 수밖에 없습니다. 악순환의 연속입니다.

쌀과 밀은
다이어트의 적이라고?

지금 밭에서 가져온 것들을 싱싱한 채로 가공하지 않고 먹는다면 그것이 최고의 음식입니다. 채소와 과일이 최고의 음식이듯 쌀과 밀도 껍질을 벗겨 생으로 먹는다면 역시 훌륭한 음식입니다. 산 음식이기 때문입니다. 과거에 훌륭한 스님들은 생쌀(현미)과 솔잎만 먹으면서, 좌선에 드는 장좌불와長坐不臥의 수행을 해왔습니다. 신라 시대의 원효元曉 스님은 설악산에서 지리산까지 생쌀(현미) 한 되와 솔잎만 먹으면서 걸어서 갔다는 일화도 전해집니다. 반찬이 없다면 흰쌀밥에 소금이라도 필요하지만, 생쌀과 솔잎은 모두 산 음식이기 때문에 소금도 필요하지 않습니다. 효소와 비타민, 미네랄 그중에 대표 미네랄 나트륨이 살아 있기 때문입니다.

그런데 어느 날 탄수화물이 다이어트의 적이라며 쌀과 밀이 기피 음식으로 지목되고 현상범이 되어 벽보에 붙게 되었습니다. 탄수화물은 절대 적이 아니라는 점을 분명히 해둡니다. 우리 몸은 탄수화물을 기반으로 작동하게 되어 있습니다. 우리의 뇌는 탄수화물을 분해한 포도당을 사용해서 작동합니다. 탄수화물이 없다는 것은 뇌가 없는 것과 같아서 정신분열증 상태가 됩니다. 췌장에서는 이 포도당을 세포로 이송하기 위해 인슐린을 파견합니다. 우리 몸에 당이 지나치게 넘치는 상태를 당뇨병이라 부릅니다. 그러나 포도당(탄수화물이 분해된)이 없으면 몸이 작동하지 않습니다.

과일을 예로 들어보겠습니다. 탄수화물 · 지방 · 단백질 세 가지 성분만을 놓고 비교해 볼 때, 과일마다 다르지만 일반적으로 탄수화물 80%, 단백질 10%, 지방 10% 정도로 구성되어 있습니다. 과일에도 지방과 단백질이 있다고 하면 사람들이 놀랍니다. 신(자연)은 그리 서투른 존재가 아닙니다.

비록 불로 가열해서 상당한 미네랄이 파괴되더라도, 쌀과 밀은 일종의 통곡물로서 우리 몸에 절대 필요한 탄수화물을 공급해서 인간에게 에너지를 공급하고 생존을 가능하게 합니다. 우리의 선조들은 이 쌀과 밀을 껍질째 그대로 저장했습니다. 잘 말리면 무한정 보관할 수 있었고 영양소도 파괴되지 않습니다. 껍질(겨)을 까고 물을 넣고 익혀 먹으면서 건강을 지키고 수명을 연장했습니다. 그런데 여기에 사업가들이 개입하면서 사건이 커지게 됩니다.

첫째, 사업가들은 쌀보다 점성이 더 좋은 밀을 선택해서 빵과 과자를 만들 계획을 세웠습니다. 밀의 껍질을 벗긴 밀알은 현미나 각종 통곡물과 마찬가지로 원래 갈색을 띠고 있습니다. 그래서 현미의 겉 부분을 벗겨내 백미를 만들 듯, 갈색 밀 바깥 부분을 벗겨내 백밀을 만들었습니다.

둘째, 그 하얀 밀알을 고속의 금속 기계로 가열하여 제분합니다. 불편하기 짝이 없는 씨눈도 없앴습니다. 씨눈에 영양분이 가장 많다는 사실도 무시합니다. 돈이 되는 데 방해가 되기 때문입니다. 입에 넣으면 슬슬 녹게 하려고 밀가루 입자를 더욱 잘고 부드럽게 만들기 시작합니다. 당연히 각종 미네랄도 사라졌습니다.

셋째, 사업가들은 밀가루가 희게 보일수록 상품성이 좋다는 사실을 알아냈습니다. 당연히 거기에 염소와 같은 화학물질을 투하해서 표백을 완성합니다. 양의 탈 대신에 흰옷으로 위장한 늑대가 되었습니다. 이제 '땅에 떨어져 썩은 다음 열매를 맺는 밀알'이 더 이상 썩지 않는 하얀 옷의 천사로 변신합니다.

넷째, 이 밀가루가 썩지 않게 하려고 방부제를 비롯한 수십 가지의 화학약품을 투하합니다. 시골집 외부에 있는 화장실(변소)에 밀가루를 뿌리면 구더기가 나오지 않는 것도 바로 이런 이유입니다. 밀가루를 배에 싣고 오랜 기간 썩지 않게 해서 해외에 수출하려면 이것밖에 방법이 없습니다.

다섯째, 이 밀가루를 사용해서 각종 라면과 빵과 과자와 피자를 만들 때 다시 한번 확인 사살을 하게 됩니다. 오래 보존하기 위해서 방부제(보존제)+산화방지제(산소에 의한 변질을 막기 위해)+착색제(식품의 색을 보기 좋게 하려고)+인공감미료(단맛을 내기 위해)+화학조미료(감칠맛을 내기 위해) 등이 무한대로 투하됩니다.

쌀로 만든 공장음식(쌀국수 · 떡 · 쌀과자 등)도 위와 같은 과정을 통해서 만들어집니다. 저는 쌀과 밀(탄수화물)은 죄인이 아니라는 점을 설명하기 위해 위의 예를 들었습니다. 탄수화물은 식품첨가물을 실어 나르는 운반체에 불과합니다. 쌀과 밀, 그러니까 탄수화물이 범인이 아니라 가공 과정에서 마음껏 투하되는 독성 가득한 식품첨가물이 죄인입니다. 이런 독성물질이 몸에 들어오면 이를 저장하기 위해(죽지 않고 살기 위해) 지방 음식을 부르고 ➡ 수분을 부르고 ➡ 마침내 비만이 완성된다는 점을 다시 한번 강조합니다.

다이어트는
왜 항상 실패할까?

저는 우리 인체의 독소 저장 과정을 이해하지 못하면 '요요 없이 평생 날씬한 몸'을 갖기 힘들다고 주장합니다. 독소의 저장 과정에 대한 일례를 들어보겠습니다. 육식과 환경의 피해를 낱낱이 고발하기로 유명한 제러미 리프킨이 쓴 〈육식의 종말〉Beyond Beef의 한 대목을 살펴보겠습니다.

"일부 사육장에서는 비용을 줄이기 위해 시험적으로 마분지, 신문, 톱밥을 사료에 첨가하는 프로그램을 진행하고 있다. 몇몇 공장형 농장에서는 닭장이나 돼지우리에서 분뇨를 수집하여 그것을 육우 사료에 직접 섞기도 한다. 미농무부에 따르면 미래에는 시멘트 가루도 사료첨가제가 될 가능성이 농후하다. 정상적인 사료를 먹이는 경우보다 그 외의 사료를 먹이면 30% 정도 더 빨리 체중이 불어나기 때문이다. 미식품의약청 관리자들은 몇몇 비육장에서 비용을 줄이고 동물들의 체중을 좀 더 빨리 불리기 위해 사료에 산업 오수와 기름을 첨가하는 것이 이제는 공공연한 사실이라고 설명했다."

무어라 쓰여 있습니까? 정상적인 사료(초원의 풀에 비하면 독성 가득한)를 먹이면 살이 덜 찌기 때문에 톱밥과 시멘트를 첨가하면 30%나 더 빨리 체중이 불어난다고 쓰여 있습니다. 소가 그런 독성물질을 먹으면 왜 살이 찔까요? 그렇습니다. 독성물질을 지방과 수분 속에 품어서라도 살기 위해 살을 찌우는 것입니다. 소도 살기 위해 몸을 붓게 만드는 것입니다. 죽지 않기 위한 소의 자기 처방입니다. 인간도 살찐 소와 똑같이, 살기 위해 살을 찌운다는 것을 당신도 이해하시기를 바랍니다.

당신이 항생제를 비롯한 각종 독성물질을 먹고 자란 소와 돼지와 닭과 같은 육류를 먹으면 살이 찔 수밖에 없고, 독성 가득한 공장음식(빵과 과자와 라면과 탄산음료 등)을 먹으면 살이 찔 수밖에 없는 이유입니다. 당신이 2주 프로젝트 동안 살을 빼는 프로그램에 가입했다고 해도, 수십 번의 서로 다른 다이어트로 살을 뺐다가 다시 요요현상을 되풀이한 다음 '방법이 없네, 방법이 없어!'라며 철썩 주저앉아 버리는 이유이기도 합니다.

60kg → 50kg 감량,
나 다시 돌아가지 않을래

(강지미, 경기도 광주시, 49세 여성)

초등학교 1학년 때 저는 15kg에 키도 작고 왜소한 체격이었습니다. 고3 때 오래 앉아 있다 보니 체중이 갑자기 10kg 증가해서 60kg에 도달했습니다. 대학 때는 동아리 활동에 음주와 가무를 즐기다 보니 체중은 끝 모르게 계속 늘어갔습니다. 이후 중학교 교사 시절에는 옷을 사러 다닐 수 없을 정도로 체중이 불어 자존감이 떨어졌죠. 매사를 부정적으로 생각하는 성격으로 변해갔습니다. 20여 년간 살찐 몸매를 유지하다가 결혼을 준비하면서 다이어트(헬스와 식단 조절)를 시작해서 5kg을 뺐지만 요요현상으로 체중은 더 늘어갔습니다.

결혼 후 남편이 암으로 먼저 내 곁을 떠났습니다. 그때부터 5년 동안 저녁마다 혼자 술을 마셨고, 배달 음식 등으로 허전함을 채왔습니다. 지인의 소개로 다이어트약도 먹고 단백질 파우더도 먹으면서 운동해서 3개월에 6kg을 감량했지만, 또다시 요요로 고생해야 했습니다. 급기야 2022년 6월 유방암 진단을 받고 수술과 각종 항암치료를 받았습니다. 내 죄를 내가 받는 것 같아서 나에게 미안한 마음이 들었습니다.

그러던 중 2023년 4월에 동영상으로 조승우 원장님을 만났습니다. 일단 하루 한 끼만 채소과일식을 세 달 동안 실천했습니다. 그 이후 몸이 가벼워지자 하루 두 끼를 실천하면서 드라마틱한 변화가 시작되었습니다. 100일 지나면서 7kg의 뱃살이 떨어져 나갔습니다. 가장 먼저 허리가 줄어들어 저도 놀랐습니다. 지금은 마트에 가도 가공식품 코너엔 아예 발을 들이지 않습니다. 채소와 과일만 넣을 냉장고도 새로 구매했습니다.

지금은 하루 한 끼만 일반식을 하면서 7:3의 법칙을 지켜가고 있습니다. 현재 158cm에 50kg을 9개월째 유지 중입니다. 살이 빠지니 자신감이 생기고 까칠했던 성격도 비단결처럼 부드러워졌습니다. 어두웠던 얼굴엔 밝은 생기가 돌고 목소리에도 힘이 생겼으며 하고자 하는 일엔 용기와 추진력이 생겼습니다. 올해 50이 되었습니다. 내가 행복해야 남을 행복하게 해줄 수 있다는 진리를 깨닫고 있습니다.

- 네이버 예방원 카페, 완치 비만 사례 중에서

4장

빨리 뺄수록
빨리 살찐다

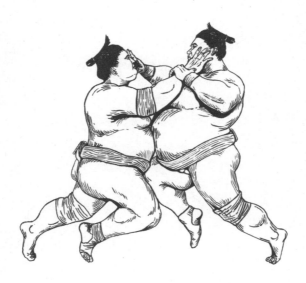

::

살을 빨리 빼는 운동은 반드시 요요를 불러옵니다.

순간적인 것은 지속 가능하지 않습니다.

지속 가능하지 않은 요법들은 반드시 요요를 불러옵니다.

한 번 속은 사람이 계속 속는 법입니다.

그 이유는 한 방에 해결하려는 조급함 때문입니다.

내면에 자존감이 없기 때문에 조급함이 생깁니다.

살을 빼준다는
'나비약'은 마약이다

얼마 전 TV를 보다가 저는 깜짝 놀랐습니다. 새벽부터 줄을 서는 병원에 관한 이야기였습니다. 기자가 카메라를 들고 새벽 5시에 한 병원 건물 안으로 들어갑니다. 좁은 복도에 자리를 잡고 앉아 기다리는 젊은 여성들로 빼곡합니다. 아예 돗자리와 담요까지 준비해 잠을 자는 사람들도 보입니다. 병원 진료를 받기 위해 전날 밤부터 줄을 선다는 것입니다. 매일 밤 벌어지는 일이라고 합니다. 이 지방에 있는 병원들은 일명 '다이어트의 성지'로 불리고 있었습니다.

나비처럼 생겼다고 해서 붙여진 이름 '나비약'이라고 불리는 펜터민Phentermine 성분의 식욕억제제를 처방하는 병원들입니다. 그런데 이 유명 병원들의 공통점은 식욕억제제 외에도 다양한 약을

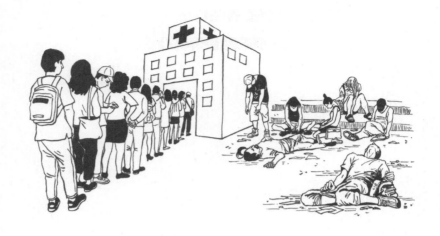

| 그림 5 | **다이어트약을 처방하는 병원 앞 풍경**

함께 처방하고 있었습니다. 펜터민이 중추신경을 흥분시키는 작용을 하므로, 과도하게 흥분된 상태를 가라앉혀 주기 위해 우울증 · 간질 · 당뇨 · 소화제 · 감기약 등 무려 열 가지가 넘는 다양한 약을 함께 처방하고 있었습니다. 특히 이 펜터민 성분의 식욕억제제 나 비약은 마약류로 지정되어 있어서 의사의 처방 없이는 판매할 수 없습니다. 그래서 시중보다 6배 이상 비싼 가격에 인터넷에서 거래됩니다. 만 16세 이하 청소년은 처방받을 수 없다는 점을 악용해 웃돈을 받고 판매한다는 것입니다.

펜터민의 1차 목적은 식욕을 사라지게 해 체중감량의 효과가 있다는 것입니다. 그런데 이 약은 오남용하면 인체에 심각한 타격을 준다고 인정되어 '의료용 마약류'로 분류됩니다. 식약처는 안전 사용기준을 마련해 BMI(체질량지수) 30 이상의 고도비만 환자에게 사용하도록 권고하고 있습니다. 그러나 일부 병원에서는 정상 체중인 사람들도 간단한 상담만으로 약을 처방받을 수 있습니다.

이렇게 마약류인 식욕억제제를 무차별(?)로 처방해 주는 병원들은 다이어트 성지라 불리며 인산인해를 이루고 있습니다. 또한 매우 위험해서 3개월 이상 처방이 금지되어 있지만, 대리 처방을 받거나 여러 병원에 다니며 장기간 복용하는 이들도 많다고 합니다. 식약처에 따르면 2021년 한 해 처방된 마약류 식욕억제제만 무려 2억 5천만 정에 달합니다. 정상 체중에다 마른 체형의 사람들에게도 무차별하게 처방되고 있다는 말입니다. 저는 이처럼 불법적인 행위를 하는 병원들을 일종의 공인된 마약 공급책이라고 주장합니다.

이처럼 펜터민 성분의 식욕억제제 마약과 졸피뎀Zolpidem 성분의 수면제 마약이 거리낌 없이 밤거리를 활보합니다. 술을 먹지도 않았는데 길거리에서 비틀거리고 칼을 들고 사람들을 위협합니다. 인도를 돌진해서 사고를 일으켰는데 음주 측정을 해도 걸리지 않습니다. 마약 검사를 해도 나오지 않습니다. 자기가 지금 무슨 일을 했는지도 모릅니다. 5일 동안 먹자, 머리가 핑 돌아 3일 동안 집에서 못 나갔는데, 갑자기 나가면 차에 치여 죽을 것 같다는 글도 올라옵니다. 자기 친구의 딸이 다이어트약에 중독되어 우울증으로 자살했다는 글도 올라옵니다. 옛날에 부탄가스를 마시고 해롱해롱하는 청소년이 많았던 시절이 있었는데요. 이제는 공터에서 옹기종기 모여 불량하게 가스흡입을 할 필요도 없습니다.

식욕억제제를 자꾸 사용하면 처음에는 살이 조금 빠지다가 나중엔 효과가 점점 떨어지기 십상입니다. 그래서 더 많은 약을 먹게 되고 마침내 중독이 되고 맙니다. 채소과일식을 권장하면 며칠 실천하다가 설사가 나온다고 중단하시는 분이 많습니다. 제가 방송에 나가 강조하기도 하고 책에서도 계속 얘기하는 명현현상瞑眩現像 (호전반응)입니다. 몸속에서 그동안 쌓였던 쓰레기를 배출하는 좋은 현상이라고 아무리 말씀드려도 그 불편함을 참지 못해 그만두는 분이 많습니다. 기다리지 못하는 조급함이 문제입니다.

끌고 가면 운동이고
끌려가면 노동이다

　제가 앞에서도 언급했지만 우리는 뇌에서 고정관념과 편견을 걷어내야 요요 없이 날씬한 삶을 살 수 있습니다. 지금은 헬스클럽에 밀려 뒷방 신세로 밀려났지만, 한때 에어로빅이라는 다이어트가 있었습니다. 머리에 띠를 두르고 마구 뛰고 구르는데요. 그 모습을 보고 처음에는 킥킥거리다가, 그다음엔 갸우뚱 이상하게 생각되다가, 마침내 아무렇지도 않게 생각되는 일반적인 다이어트 유행법을 닮았습니다. 많이 사라졌지만 지금도 공원에 가보면 구청이나 시청에서 파견된 강사가 아주머니들과 함께 쿵쾅거리는 음악에 맞추어 몸을 흔듭니다.

　에어로빅의 시대가 저물고 헬스클럽이 대세였다가 요즘엔 필라테스가 여왕의 자리를 넘봅니다. 감히 예언하건대 앞으로 수십 또는 수백 가지의 새로운 운동법이 출연할 것입니다. 그런데 저는 그런 상업적인 운동법에 참여한 분들의 표정에서, 살을 빼야 한다는 절박함과 함께 무언가에 쫓기는 듯한 표정을 읽게 됩니다. 뒤에서 사자나 호랑이가 쫓아와서 '까악 까악' 도망가는 원숭이의 표정을 읽게 됩니다.

이제 당신에게 묻겠습니다. 에어로빅과 헬스클럽과 필라테스를 통해서 살이 빠졌다가 5년에서 10년 요요 없이 그 체중을 유지하는 분을 보셨습니까? 물론 5년에서 10년 새벽마다 사방이 막혀있는 좁은 공간에서 자기가 뱉어낸 이산화탄소를 다시 마셔가면서 체중을 유지할 수도 있습니다. 그러면 다시 묻겠습니다. 당신은 5년에서 10년 그 운동법을 실천할 자신이 있습니까? 운동 후에 모여서 돈가스를 점심으로 먹은 다음, 요즘 유행하는 교외의 제빵소에 가서 후식으로 우유가 듬뿍 들어간 라떼와 생크림 범벅의 빵과 케이크를 먹지 않을 자신이 있습니까? 빵과 케이크는 탄수화물 식품으로 위장한 지방 식품일 뿐입니다.

살을 빨리 빼는 운동은 반드시 요요를 불러옵니다. 순간적인 것은 지속 가능하지 않습니다. 지속 가능하지 않은 요법들은 반드시 요요를 불러옵니다. 한 번 속은 사람이 계속 속는 법입니다. 그 이유는 한 방에 해결하려는 조급함 때문입니다. 내면에 자존감이 없기 때문에 조급함이 생깁니다. 운동을 하지 말라는 말이 아닙니다. 소파에 비스듬히 누워 빵을 먹다가 '띵똥' 소리에 배달 음식을 받으러 쏜살같이 달려가는 분에 비하면 무엇을 실천하려는 당신은 물론 훌륭합니다. 나이키의 슬로건 'Just Do It(일단 해봐)'을 저도 좋아합니다.

몇 년 전 TV에서 '로또 1등 당첨자들의 비참한 최후'라는 내용의 다큐를 본 적이 있습니다. 미국에서 수십 년 동안 로또 1등에 당첨했던 사람들의 현재 생활을 추적한 내용이었는데요. 대부분은 자살하거나 마약중독자로 비참한 삶을 살고 있었습니다. 주유소에서 일당을 받으며 근근이 살아가는 사람도 있었지만, 가장 건전하게 살고 있는 사람은 전액을 사회에 기부한 목사 부부였습니다. 이것이 입을 벌리고 하늘에서 떡이 떨어지기를 바라는 사람들의 최후입니다.

우리가 산소가 충분하지 않은 상태에서 쫓기듯이 헐레벌떡 갑자기 운동하면, 산소 대신에 몸속 탄수화물을 태워서 에너지를 생성합니다. 핏속에 산소가 충분하지 않으면 몸속의 포도당과 글리코겐을 이산화탄소와 물로 완전히 분해할 수 없습니다. 이처럼 산소가 부족하면 피로물질이라 불리는 젖산이 생성되어 근육에 축적됩니다. 결국 근육 기능이 저하되어 만사가 힘들고 짜증이 나는데요. 운동 후 숨이 가쁘다는 것은 몸속에 산소가 부족하다는 증거입니다.

제가 운동 반대론자는 아닙니다. 운동은 특히 뼈를 강화시킵니다. 많은 정형외과 의사는 뼈를 조심히 다루지 않으면 위험하다고 위협하는데요. 사실 뼈는 끝없이 재생됩니다. 끊임없이 골세포가 죽고 새 세포가 형성되면 석회질의 골격을 다시 개축합니다. 이런 점에서 뼈는 다른 모든 신체 조직과 다르지 않습니다. 하지만 부담이 큰 곳에서는 견고해지고 적은 곳에서는 가벼워집니다. 우주비행사를 보면 쉽게 알 수 있는데요. 우주정거장에서 네다섯 달을 무중력 상태로 보낸 비행사 13명을 조사하자 골격의 강도가 14%나 줄어 있었습니다. 당신이 걷거나 운동을 하지 않고 누워만 있으면 근육뿐만 아니라 뼈의 강도 또한 줄어들게 된다는 뜻입니다.

하지만 저는 숨이 헐떡일 정도의 과도한 운동을 할 바에는 차라리 맨발걷기나 요가를 추천합니다. 단, 요가원에 돈을 헌납할 바에는 차라리 뜨개질을 하시라고 추천합니다. 2018년 평창 동계올림픽 당시, 핀란드 선수들은 뜨개질을 했던 것으로 유명합니다. 스노보드 남자팀은 선수뿐만 아니라 코치도 뜨개질에 참여했습니다. 핀란드 심리 담당 코치가 선수들의 심신을 안정시키고 집중력을 올리기 위해 제안한 일종의 훈련이었는데, 선수들은 6개의 메달로 보답했습니다. 비만을 '무찌르자 공산당' 식으로 쳐부수어야 할 적으로 여기면 반드시 실패합니다. 일단 성공하더라도 다시 요요가 오게 되어 있습니다. 요가, 뜨개질과 맨발걷기처럼 몸과 영혼을 조용히 반추할 수 있는 것들을 추천합니다.

몸은 우리가 폴짝 팔짝 도망치듯 뛰어다니지 않더라도 끊임없이 스스로 운동을 수행합니다. 심장은 하루에 18만 번을 뛰고 8,600리터의 피를 실어 나릅니다. 무려 15톤에 육박하는 양입니다. 또한 우리 몸은 가만히 있어도 1만 2,000리터의 공기를 들이마십니다. 우리가 그저 조용히 세상을 바라보고만 있어도 속눈썹은 하루에 1만 1,500번이나 깜빡거립니다. 잠자는 중에도 평균 서른 번 넘게 몸의 자세를 바꿉니다. 우리는 하루 평균 1리터의 타액을 배출하고 담낭과 장에서 1리터의 담즙을 분비합니다. 가만히 있어도 신진대사 운동을 끊임없이 하게 되어 있습니다. 신(자연)은 우리 인간을 그렇게 어리숙하게 창조하지 않았습니다.

거듭 강조합니다만 정말 건강에 좋은 것들은 돈을 요구하지 않습니다. 채소과일식도 맨발걷기도 돈을 요구하지 않습니다. 그러나 세상의 무슨 무슨 다이어트들은 모두 돈을 요구합니다. 방탄 커피가 그렇고, 헬스클럽이 그렇고, 다이어트 알약이 그렇고, 비만수술이 그렇습니다. 모든 진실은 돈이 들지 않는 법입니다. 지금 돈이 없어 그것을 할 수 없다고 불평하고 있다면 그것은 진실이 아닐 가능성이 큽니다.

비만 수술은
어떻게 생명을 위협하는가?

고2	키 /80cm	몸무게 /05kg
다이어트 후		80kg(20살)
요요 와서		/20kg(22살)
다시 다이어트해서		80kg(25살)
다시 요요 와서		/24kg(30살)
다시 다이어트해서		77kg(32살)
다시 요요 와서		/30kg(현재 39살)

밥을 남들보다 월등히 많이 먹는 게 아닌데 수술한다고 효과 있을까요?

비만 대사 수술을 적극 권유하는 (의료인이 카페지기로 추정되는) 어느 카페에서 제가 그대로 따온 39세 남자의 글입니다. 당신은 어떻게 생각하십니까? 무슨 무슨 다이어트를 해서 20~50kg 가까이 감량했다가 다시 살이 찌기를 반복해 온 어느 남자의 간절한 수술 희망 수기입니다. 이 글 밑으로 댓글이 달립니다. "효과 100% 보장", "하루라도 빨리하시는 거 추천이요", "더 빨리 수술 안 한 것이 후회됩니다", "교수님이 저한테 그러셨거든요", "효과 100% 장담합니다".

저는 이 글을 읽으면서 '한 번 속은 사람이 계속해서 속는 법이다'라는 말이 또다시 떠오릅니다. 윗글을 보면 요요가 세 번 정도 온 것으로 되어 있지만, 아마 작은 요요까지 합치면 열 번은 되지 않을까 싶습니다. 본인에게는 아주 고통스러운 요요였을 것입니다. 저는 20년 넘게 다이어트로 고생해 온 이분에게 비아냥거릴 생각은 조금도 없습니다.

그런데 이분의 요요현상 원인에는 공통점이 있다고 저는 주장합니다. 그것은 바로 '아주 빨리 쉽게 살을 빼는 방법을 찾으려 하는' 심리적인 조급함입니다. 조금 나쁘게 말하면 오랫동안의 습관으로 형성된 비만을 한 방에 해결하려는 공짜 심리를 말하는 것입니다. 강산은 10년마다 변해도 습관은 쉽게 변하지 않습니다. 생각이 바뀌어야 마음이 바뀌고 마음이 바뀌어야 습관이 변합니다.

남들이 이런 사업을 하면 돈을 번다고 해서 했더니 망한 다음에, 주식으로 돈을 번 친구의 말에 혹했다가 남은 돈까지 털린 다음에, '인생 뭐 있어 한 방이지' 하면서 노름판에 끼었다가 아들 돌반지까지 털린 다음에, 결국 마약중독으로 강원랜드 쪽방을 전전하는…. 이 모든 것에는 공짜 심리와 조급함이 숨어 있습니다. 이런 분들의 공통점 중의 또 하나는 남을 탓하는 마음입니다. '친구가 하래서 했더니… 너를 만나지만 않았다면… 나쁜 XX…'. 누가 총칼을 들이대고 위협한 결과가 아니라 남 얘기를 듣고 자기가 선택한 결과인데도 끝없는 남 탓이 이어집니다.

2019년 1월 1일 새해 벽두부터 비만인들에게 희망적인 소식이 들려옵니다. 체질량지수를 일컫는 BMI가 35(160cm 여성의 경우 약 90kg, 172cm 남성의 경우 105kg 정도) 이상의 고도비만이 대상입니다. 또한 BMI 30 이상(160cm 여성의 경우 약 77kg, 172cm 남성의 경우 90kg 정도)이면서 각종 합병증(고혈압·당뇨·천식 등)이 있는 사람들에게도 비만 대사 수술에 대한 건강보험이 적용되기 시작했습니다. 이제 특별한 질병이 없는 고도 비만인들에게도 저렴한 비만 수술이 가능해졌습니다. 건강보험이 적용되면 검사비와 입원비를 포함해 200만 원 정도면 수술이 가능합니다. 의료인들에게는 황금시장이 열린 것이고 비만인들에게는 신비로운 요요의 세계로 입문하면서 지원까지 받게 된 셈입니다.

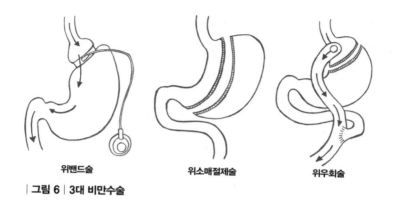

위밴드술   위소매절제술   위우회술

| 그림 6 | 3대 비만수술

비만 대사 수술은 2018년까지 한 해 550명 정도였는데요, 2019년 부터 2,500명으로 무려 거의 5배 가까이 증가했습니다. 비만 대사 수술은 비만의 천국이라는 미국에서는 매년 26만 명이 병원에 황금알을 상납하는 수술입니다. 한국에 비해 무려 100배 이상 자행(?)되는 수술입니다. 저는 비만이라는 것을 굳이 질병으로 이름을 매기자면 '생활습관병' 정도 된다고 생각하는데, 이제 (친 의료시스템적인) 정부가 소매를 걷고 '수술이 필요한 완전 질병'으로 공식화한 셈입니다.

우리나라에서 시행되고 있는 비만 대사 수술에는 위밴드술, 위소매절제술, 위우회술 세 가지로 나뉩니다. 위밴드술은 실리콘 밴드로 위를 조이는 정도를 조절해 가며 묶는 방법이고, 위절제술은 위를 세로 방향으로 잘라내 크기를 줄이는 수술입니다. 그리고 위우회술은 식도와 연결된 위를 달걀 하나만 한 크기로 묶은 뒤 소장의 앞부분과 연결하는 방법입니다. 비만 수술 환자의 85%는 안전성을 이유로 위밴드술을 선택합니다.

비만 수술로 많은 돈을 벌다가 양심 의사(채식 의사)로 방향을 바꾼 가쓰 데이비스**Garth Davis** 박사는 그의 저서 〈비만의 종말〉**Proteinaholic**에서 다음과 같이 고백합니다.

위우회술은 효과가 즉각적으로 나타났다. 환자들은 정상인보다 초과된 체중의 75%를 쉽게 감량했다. 이 수술은 당뇨병 치료에 85%의 효과를 보였다. 고혈압이나 수면무호흡증을 감소시키는 데도 큰 기여를 했다. 단지 통계 숫자만 가지고 이런 말을 하는 것이 아니다. 환자들의 얼굴만 봐도 알 수 있었다. 그들은 생애 최초로 엄청나게 살을 뺄 수 있었고 표정이 밝아졌다. (중략)
나는 환자들이 다시 비만이 되는 것을 목격해야만 했다. 수술 후 1~2년이 지나서 그들은 다시 나를 찾아왔다. 그들의 눈빛에서는 절박함이 묻어났다.

"다시 살이 찌기 시작했어요…."

그들은 이렇게 말했다. 이보다 더 슬픈 말은 없었다.

10여 년 전(2014년) 제가 정말 좋아하고 존경했던 가수 신해철 씨가 비만 수술을 받은 후 혼수상태에 빠졌다가 사망하는 사건이 있었습니다. 2013년 〈화성인 바이러스〉에 출연했던 130kg의 초고도 비만녀가 수술 후 70kg을 감량하고 유명세를 치르다가 결국 사망하는 사건도 있었습니다. 만일 신(자연)이 존재한다면 당신의 배를 칼로 가른 다음 속을 열어, 위를 세로로 자르는 비만 수술을 허락했을까요?

독일 슈투트가르트Stuttgart 발레단의 수석 발레리나를 거쳐 현재 대한민국 국립발레단 단장을 맡고 있는 강수진 씨의 명언이 불현듯 떠오릅니다. 그녀는 '어느 분야에서 성공을 이룬 사람은 길고 지루한 인생을 가지고 있다'라고 말했습니다. 못생긴 그녀의 발이 한때 화제가 된 적이 있었는데요. 지루한 연습을 상징하듯 그녀의 발은 울퉁불퉁 시골 농부의 손을 닮았습니다. 요요 없이 평생 살 안 찌는 사람이 되기 위해서는 모든 성공이 그러하듯, 어느 정도 지루한 음식 습관을 감당해야 한다는 사실도 아울러 말씀드립니다. 짧게는 백 일 길게는 천 일을 목표로 실천해 보시기 바랍니다. 습관으로 정착하려면 어느 정도 시간이 걸리기 때문입니다.

불한당不汗黨이라는 말이 있습니다. 원래는 '땀을 흘리지 않는 무리'라는 뜻입니다. 남의 재물을 빼앗는 깡패나 건달, 조폭과 같은 의미로 쓰입니다. 그러니까 어느 정도 시간과 과정을 거쳐서 살을 빼야 하는데 우리 어리석은 인간들은 5분 만에 뚝딱 일을 해결하려고 합니다. 신은 때론 매섭습니다. 자연의 법칙은 때론 냉혹합니다.

공자께서 이르시기를 '군자는 자기에게서 구하고 소인은 남에게서 구한다'君子 求諸己 小人求諸人고 했습니다. 문제의 원인과 해결책을 외부(약물과 수술)에서 구하면 반드시 실패합니다. 설령 성공하더라도 반드시 요요라는 무서운 놈을 만나게 되는데 평생 그 사이클에서 벗어날 수 없습니다.

일정한 과정(때론 힘든)을 거치지 않고 하늘에서 금은보화가 뚝 떨어지기를 바라는 욕심 때문입니다. 쉽게 얻은 것들은 반드시 처참한 대가를 치르는 법입니다. 그것이 자연의 이치이기도 합니다. 휩쓸려 다니면서 남의 말을 그대로 듣고 살면 결과는 가혹합니다. 이를 꼬집어 프랑스의 한 소설가는 다음과 같은 명언을 남겼습니다.

"생각대로 살지 않으면
사는 대로 생각하게 된다."

폴 부르제Paul Bourget

9kg 감량,
각종 질병도 사라져

(이은경, 경남 사천시, 50세 여성)

저는 두 딸을 키우는 평범한 워킹맘입니다. 워킹맘이라는 핑계로 배달 음식과 외식을 즐겼고 아침을 꼭 먹어야 하는 삼식이에다 영양제와 커피 애호가였습니다. 각종 영양제를 서랍 가득 쌓아두었고 식사 후에는 커피를 다섯 잔이나 마시기도 했습니다. 채소는 거의 먹지 않았고, 과일은 '당뇨병을 유발하고 살찐다'라는 무서운 말 때문에 먹지 않고 살았습니다. 다이어트도 여러 번 했는데 요요가 와서 살이 더 찌는 일이 반복되었고 계절이 바뀔 때마다 비염으로 고생했습니다. 설상가상으로 5년 전부터 갱년기 증상이 시작되어 열이 오르고 내리기를 반복하고, 심장이 두근거렸으며 우울증과 불면증이 찾아왔습니다.

2021년 건강검진 때 병원에서 자궁 근종 수술을 권유받았지만 재발이 염려되어 수술을 하지 않았습니다. 2023년 3월 말 자궁 근종의 통증이 시작되어 '이제 수술해야 할 때가 왔나' 하고 생각했을 때, 우연히 동영상을 검색하다가 조승우 한약사님의 '커피는 독이다'라는 영상이 눈에 띄었습니다. '뭐지?' 하면서 다른 영상도 찾아보았습니다. 밑져야 본전이라는 생각에 커피와 영양제를 끊고 아침에만 채소과일식을 해보자고 마음먹었습니다.

오랫동안 커피를 마셔서 그런지 두통 등 금단현상이 심하게 왔지만 차를 마시면서 꾹 참았습니다. 아침(블루베리 한 주먹, 당근 1개, 사과 1개, 참외 1개, 토마토 1개)은 배부르게 먹었습니다. 처음엔 소화가 안 되어 속이 더부룩했지만 2주만 버텨보기로 마음먹었습니다. 1주 정도 지나자 자궁 통증이 줄어들고 2주가 지나자 전혀 아프지 않았습니다. 대신 온몸이 가렵기도 했고 비염 증상이 심하게 나타나 콧물이 흐르기 시작했습니다. 원장님이 말씀하시던 명현반응으로 생각되어서 그냥 참으면서 유근피를 사서 차로 마셨더니 비염과 함께 각종 갱년기 증상도 사라졌습니다.

7월 중순 무렵 건강검진을 받았는데, 특별한 질병 없이 몸무게 9kg 감소했습니다. 또한 시력이 아주 좋아졌고 혈액이 깨끗하다고 나왔습니다. 이 글을 쓰고 있는 2024년 1월, 몸무게는 좀 더 줄었고, 자궁 근종으로 인한 빈뇨도 사라졌습니다. 제가 몸이 좋아지자 이제 주변에서 비결을 물어옵니다. 마침내 채소과일식 전파자가 되고 있습니다. 채소과일식을 한 이후 아침에 일찍 일어나고 저녁에 일찍 잠이 듭니다. 성격도 많이 변해 짜증도 없어지고 긍정적으로 변했습니다. '산 음식이 몸뿐만 아니라 영혼까지 바꾼다'라는 말을 몸으로 체험하고 있습니다.

5장

요요 없이
날씬해지는 법

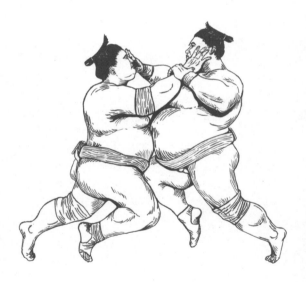

: :

저는 이 책에서 '놀라운 감량법'이나 '1주일에 5kg' 식으로
사람들의 조급한 마음을 이용해서 장사할 생각은 조금도 없습니다.
우리가 끊임없이 요요에 시달리는 이유는
다이어트를 무슨 요법으로 생각하기 때문입니다.
급한 마음으로 보여주는 것에 집착하기 때문입니다.

조급하면
반드시 실패한다

200여 년 전 일본의 관상가이자 갑부였던 미즈노 남보쿠水野南北는 〈소식주의자〉라는 책을 통해서 '소식이 부富와 장수長壽를 불러온다'라고 경험론을 펼쳤습니다. 적게 먹으면 흉한 인상이 선한 인상으로 변하고 돈과 장수는 저절로 굴러온다고 자신의 경험을 토대로 갈파했습니다. 또한 이 책에는 '돈은 벌기가 가장 쉽고, 모으기가 그다음 어렵고, 유지하기가 가장 어렵다'라는 말이 나옵니다.

밖에 나가면 누구나 한 푼이나마 돈을 벌 수 있기 때문에 가장 쉽고, 그다음 어려운 일이 돈을 모으는 일이며, 가장 어려운 일이 그 돈을 유지하는 일인데, 절제하지 않는 자는 절대 돈을 모을 수도 없고 유지할 수도 없기 때문입니다. 그만큼 절제가 어렵습니다.

이 말을 다이어트에 대입해 보면 '살은 처음에 며칠 빼기가 가장 쉽고 몇 달 빼기는 그다음 어렵고, 1년에서 10년 계속 유지하기가 가장 어렵다'라는 뜻이 됩니다. 저는 이 책에서 '놀라운 감량법'이나 '1주일에 5kg' 식으로 당신의 조급한 마음을 이용해서 장사할 생각은 조금도 없습니다. 우리가 끊임없이 요요에 시달리는 이유는 다이어트를 무슨 요법으로 생각하기 때문입니다. 급한 마음으로 보여주는 것에 집착하기 때문입니다.

저녁노을을 바라보는 편한 마음으로 시작해야 실패가 없습니다. 당신이 마음 습관과 생활 습관을 바꾸지 않으면 뺐다가 빠지는 요요에 끊임없이 시달리게 됩니다. 제가 운영하는 예방원 카페에는 살을 빼고 마음을 치유했다는 사람들의 글들이 계속해서 올라옵니다. 채소과일식을 실천하니 짜증과 분노가 사라졌다는 글들이 올라옵니다. 마음을 치유하니 살이 저절로 빠졌다는 글들도 올라옵니다. 몸과 마음은 하나입니다. 그러나 일단 한 걸음 걷기 시작하는 것이 먼저입니다.

체중계를 치워라

　제가 다이어트를 할 때 체중계를 치우라고 말하면, 모두 고개를 갸우뚱합니다. 매일 매일 몸무게를 체크하면서 체중의 변화를 눈으로 확인해야 속 시원해합니다. 매일 매일 체중계에 오르는 것은 마치, 매일 아침 병원에 가서 건강진단을 받는 것과 다르지 않습니다. 체중이 조금 내려가면 뛸 듯 기뻐하고 100g만 올라가도 하루 종일 시무룩해집니다. 숫자에 연연하면 다이어트는 항상 실패합니다. 저는 체중계 대신 몸 상태에 집중하라고 말씀드립니다. 몸이 찌뿌둥하다면 '잠을 설쳤구나, 내가 무슨 잘못을 했을까?'라며 자신에게 묻는 것이 더 좋습니다. 오늘 배변을 잘 보았다면 '어제 자연식물식을 먹어서 그렇구나' 칭찬해 주시고 배변에 문제가 있었다면 '어젯밤 늦게 배달음식을 먹어서 그렇구나' 반성하시면 됩니다. 굳이 확인하시려면 거울에 몸을 비추어 보십시오.

매일 매일 무엇을 체크해야 한다는 것은 그것에 얽매여 있다는 것을 반증합니다. 일희일비하지 말기를 부탁드립니다. 거울을 보니 오늘은 얼굴의 부기가 빠졌다든지, 며칠 지나니 바지가 헐렁거린다든지, 친구로부터 '너 피부과 다녀왔니?'라는 말을 듣는다든지, 이렇게 몸으로 직접 경험하시길 바랍니다. 숫자에 집중하면 끝이 없습니다. 체중계를 원망하지 마시고 몸의 쾌적함에 집중하시기를 바랍니다. 오늘 몸이 쾌적하고 내일 몸이 쾌적하다면 체중계를 보지 않아도 거울 앞에 날씬한 당신이 서 있을 것입니다.

폭식증이 있는 분들은 대부분이 구토를 동반하는데요. 폭식증과 구토 사이에 체중계가 버티고 서 있습니다. 체중계는 '먹고 ➡ 체중계에 오르고 ➡ 구토'하는 악순환의 고리가 생기는 원인입니다. 체중계에 대한 당신의 생각이 변하는 데는 상당한 시간이 걸립니다. 저도 80kg의 '덩치'였을 때는 매일 체중계에 올랐습니다. 확인하고 짜증 내고 확인하고 기뻐하는 '숫자의 노예'였습니다.

죽은 음식에서 산 음식으로 바꾼 후 저는 욕실 앞에서 체중계를 치웠습니다. 그리고 제 몸의 쾌적함을 매일 느끼자, 삶 또한 쾌적

해졌습니다. 18kg이 빠졌지만 체중계에 올라 숫자를 확인하는 일
은 이제 하지 않습니다. 현대자동차와 현대그룹의 창시자 고 정주
영 회장님의 '해봤어?'를 다시 생각해 봅니다.

신발을 벗고 걸어라

평소에 걷는 것을 좋아해서 텅 빈 초등학교 운동장을 맨발로 걷고 있었습니다. 제가 맨발인 것을 이상하게 생각한 초등학생 2명이 쪼르르 달려와서 '아저씨는 왜 신발을 안 신으세요?'라고 물었습니다. 당황한 저는 머뭇거리다가 '이 세상 동물 중에 신발을 신는 동물을 보았니?' 이렇게 말하자 '아하!'하며 고개를 끄덕이다가 '맨발로 걸으면 병균이 옮는다고 엄마가 그랬는데요?'라고 말한 후 깔깔대며 원래 하던 공놀이로 돌아갔습니다.

저는 많은 생각을 하게 되었습니다. 야생의 동물은 물론이고 심지어 가축들마저도 신발을 신지 않습니다. 집에서 키우는 개나 고양이에게도 신발을 신기지 않습니다. 개나 고양이에게 신발을 신기면 답답해하면서 입으로 물어서 스스로 신발을 벗깁니다. 호모 사피엔스는 언제부터 신발을 신기 시작했을까요?

700만 년 전 아프리카 밀림에서 침팬지로부터 분리해 나와 두 다리로 걷기 시작한 호모 사피엔스는 당연히 신발을 신는 동물이 아니었습니다. 역사학자들은 약 1만 년 전 것으로 추정되는 샌들을 발견했고, 발자국 화석을 연구한 결과 약 4만에서 10만 년 전부터 신발을 신었다고 추정합니다. 그러니까 700만 년 인류의 진화 역사를 보더라도 신발을 신게 된 것은 최근의 일입니다.

삼보승차三步乘車라는 말이 있습니다. 세 걸음 이상은 걷지 않는다는 말입니다. 자동차가 생활화되면서 사람들은 잘 걷지 않게 되었습니다. 지하철에서 보면 에스컬레이터와 계단이 함께 있을 때 99%가 에스컬레이터를 선택합니다. 인간은 편한 것을 찾는 동물 맞습니다. 그런데 신발까지 벗고 걸으라고?

생각만 해도 아찔해하는 사람들이 많습니다. 인간은 신발을 신게 되면서 발 근육들의 퇴화를 가져왔습니다. 울퉁불퉁한 자연환경에서 걷기도 하고 뛰기도 했는데 신발이 등장하면서 발가락을 벌리고 오므리고 하는 근육들이 퇴화하였습니다. 신발을 신고 발을 디디면서 몸의 중심을 잡는 풋 코어 기능Foot Core System이 약해졌습니다. 이는 족저근막염·무지외반증·지간신경종 등 여러 가지 발 질환의 원인이 됩니다. 이 질병들은 치료받아도 잘 치유되지 않기로 유명합니다.

우리 발바닥에는 무려 7,200여 개의 신경과 2만여 개의 말단 신경이 있습니다. 아기들에게 발바닥을 간질이면 간지러워하고 깔깔대는 이유가 발바닥 신경이 살아 있기 때문입니다. 그런데 어른들은 신발을 오래 신어서 발이 둔하므로 간지럽다고 웃는 분이 거의 없습니다. 신발에 의해 보호받기도 하지만 자극이 차단되어 감각이 둔해지기 때문입니다.

신발은 반사신경과 균형감각도 퇴화시킵니다. 어르신들이 걷다가 발을 삐끗하거나 넘어지기도 하는 이유입니다. 아이들은 자전거나 스케이트를 금방 배우는 것도 그 감각이 살아 있기 때문입니다. 맨발로 숲길을 걷다 보면 좋은 공기와 함께 자연 속에서 엔도르핀 같은 호르몬도 분비되면서 삶의 활력을 가져올 수 있습니다. 비만의 원인을 의사에게 묻지 말고 자연에게 물어야 하는 이유입니다.

예전에 살을 빼겠다고 잠시 마라톤을 한 적이 있습니다. 대회에 참가하려고 퇴근 후에 열심히 연습을 거듭했습니다. 그러다가 문득 '인간은 뛰는 동물인가?' 이런 생각을 하게 되었습니다. 육식동물이나 초식동물이나 포유류 대부분은 물론 뛰기도 하고 걷기도 합니다. 육식동물은 사냥할 때 뛰고 초식동물은 도망갈 때 뛰지만 평소 생활의 1% 정도도 되지 않습니다.

저는 마라톤을 멈추었습니다. 인간은 걷는 동물이라는 원리에 깨달음이 왔기 때문입니다. 강원도 방태산에서 살면서 사람들의 질병을 고쳐주시는 김영길 선생님이 계십니다. 그의 저서 〈누우면 죽고 걸으면 산다〉에서는 모든 질병은 걸으면 낫는다고 강조하십니다. 의학의 아버지 히포크라테스는 '걷기가 가장 좋은 약'이라고 말했습니다. 옛말에 '나무는 뿌리가 먼저 늙고 사람은 다리가 먼저 늙는다'라는 말이 있습니다. 동의보감에서도 약보불여식보藥補不如食補 식보불여행보食補不如行步라는 말이 나옵니다. 약으로 몸을 치료하기보다는 음식이 낫고, 음식보다는 걷기가 더 낫다는 의미입니다.

김영길 선생님의 직업도 저와 같은 한약사십니다. 선생님은 별에 심취하여 명문 S대 천문학과를 졸업했으나 가업 등의 이유로 사업을 하셨습니다. 어느 날 하늘의 길과 생명의 질서가 같다는 생각에 이르러 한약사가 되셨는데요. 늦은 나이에 한약사가 된 저와 비슷한 인생행로를 걸으셨습니다. 저는 선생님의 의견에 적극 동조하면서 가능하면 신발을 벗으라고 강조합니다.

저는 지금 마라톤을 부정하고 걷기를 찬양하기 위해 이 글을 쓰는 것이 아닙니다. 신발을 부정하고 맨발을 찬양하기 위해 이 글을 쓰는 것도 아닙니다. 제가 인류 원형의 음식은 산 음식(채소와 과일)임을 주장하는 것처럼 맨발걷기도 인류의 원형을 찾아가는 작업입니다.

맨발걷기의 이로움은 두 가지로 정리할 수 있습니다. 첫째는 접지 효과이고 둘째는 지압 효과입니다. 접지 효과란 신발을 벗고 맨발로 땅과 접지하면 땅속의 전기와 몸속의 전기가 소통함으로써 활성산소(산소 쓰레기)가 몸에서 밖으로 배출되어 각종 질병이 사라지고 살이 빠진다는 이론입니다. 우리가 호흡하면 몸속에 들어오는 산소 중 약 2% 정도가 산소 쓰레기로 변하는데요. 이것이 비만과 각종 질병의 원인이라는 사실은 잘 알려져 있습니다. 호모 사피엔스는 신발을 신어 지구와의 상호교류를 차단함으로써 각종 질병에 시달려 왔다는 논리에 저도 적극 동감합니다.

두 번째는 지압 효과입니다. 발바닥은 원래 매우 예민한 기관입니다. 오른쪽 그림을 보면 인간의 발바닥은 수많은 몸의 신경과 연결되어 있음을 알 수 있습니다. 7,200개의 신경이 있고 2만 개 이상의 신경 말단이 있습니다. 족부치료를 전문으로 하는 정형외과 의사들은 하루에 수십 명씩 발을 만져도 간지럽다고 빼시는 분은 한 명도 없다고 합니다. 그만큼 신발을 오래 신어 신경이 둔해진 까닭입니다. 땅과의 전기적 교류를 차단했기 때문입니다.

사실 우리 몸이 살이 찌고 질병에 걸리는 가장 큰 이유는 혈관 흐름이 원활하지 못하기 때문입니다. 강물이 쓰레기로 여기저기 막혀 있으면 강물이 넘치고 둑이 터지는 이유와 하나도 다르지 않습니다. 혈관의 길이를 일직선으로 연결하면 약 10만km 지구를 두

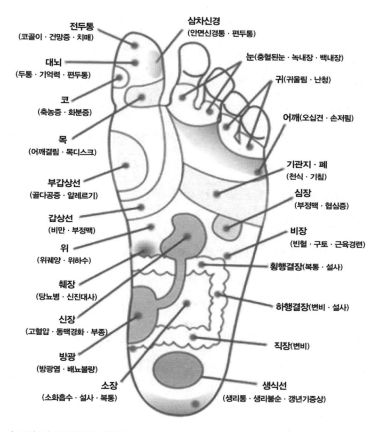

전두통
(코골이 · 건망증 · 치매)

대뇌
(두통 · 기억력 · 편두통)

코
(축농증 · 화분증)

목
(어깨결림 · 목디스크)

부갑상선
(골다공증 · 알레르기)

갑상선
(비만 · 부정맥)

위
(위궤양 · 위하수)

췌장
(당뇨병 · 신진대사)

신장
(고혈압 · 동맥경화 · 부종)

방광
(방광염 · 배뇨불량)

소장
(소화흡수 · 설사 · 복통)

삼차신경
(안면신경통 · 편두통)

눈(충혈된눈 · 녹내장 · 백내장)

귀(귀울림 · 난청)

어깨(오십견 · 손저림)

기관지 · 폐
(천식 · 기침)

심장
(부정맥 · 협심증)

비장
(빈혈 · 구토 · 근육경련)

횡행결장(복통 · 설사)

하행결장(변비 · 설사)

직장(변비)

생식선
(생리통 · 생리불순 · 갱년기증상)

| 그림 7 | **발바닥의 지압 점**

바퀴 반 정도 도는 거리에 해당합니다. 혈관에 지방이 잔뜩 쌓이면
혈관의 흐름에 방해를 받습니다. 강물을 힘차게 흐르게 해서 쓰레
기를 밖으로 떠내려 보내야 합니다.

나이를 먹을수록 혈압이 높아지는 것 또한 인간이 살기 위한 '혈관의 자정작용'입니다. 저는 고혈압은 질병이 아니라고 주장합니다. 당신이 피트니스에서 운동을 한 직후에 혈압을 재면 120/80이던 혈압이 180/90으로 쭉쭉 올라갑니다. 운동 후 한두 시간 지나면 정상혈압으로 돌아갑니다. 혈관의 압력을 세게 하면 혈관을 청소하게 되는데요. 이것이 운동이 필요한 이유입니다.

　　심장에서 심장 밖으로 피를 내보내는 혈관을 동맥이라 부르고 심장 밖에서 심장으로 들어오는 혈관을 정맥이라 부릅니다. 힘차게 흐른다고 하여 동맥動脈이고 천천히 흐른다고 하여 정맥靜脈입니다. 여름에 반바지를 입으면 장딴지 혈관이 울퉁불퉁 튀어나온 사람들을 가끔 보게 되는데요. 이 정맥을 통과하는 피가 원활히 흐르지 못하고 한 곳에 고여 정맥이 꽈리처럼 부풀어 오르는 현상으로 우리는 이를 하지정맥류下肢靜脈瘤라 부릅니다. 혈관에 기름때와 노폐물이 쌓여서 생기는 현상입니다.

　　그러면 동맥과 정맥의 교차점은 어디에 있을까요? 그렇습니다. 바로 발바닥입니다. 그래서 99%의 운동이 다리를 바닥에 디디는 것들입니다. 축구나 농구가 그렇습니다. 마라톤이나 높이뛰기도 발바닥에서 시작됩니다. 심장의 기능이 아무리 좋아도 다리 아래까지 내려간 혈액을 심장으로 끌어올려야 순환이 완성됩니다. 혈액을 위로 끌어올리기 위해서는 맨 먼저 근육을 움직여 혈관을 수축시켜

야 합니다. 그래야 수축과 이완을 반복할 수 있습니다. 신발을 신고 걷는 것과 맨발로 맨땅을 걷는 것의 운동 효과는 하늘과 땅 차이라고 감히 말할 수 있습니다.

저희 예방원 카페에 들어오시면 산 음식(채소와 과일과 무첨가 주스)을 먹고 비만과 질병에서 해방되었다는 사람들을 한 트럭 넘게 만날 수 있습니다. 이와 똑같이 전국의 맨발걷기 카페에 들어가 보시면 맨발걷기로 비만과 질병에서 해방되었고 심지어 암을 완치했다는 사례도 수없이 만날 수 있습니다. 저는 맨발걷기의 효과 중에 하나를 더 추가합니다.

바로 명상 효과입니다. 물론 초기에는 약간의 어려움이 있을 수 있습니다. 땅에 있는 돌들 때문에 방해를 받을 수 있고 땅이 차면 발이 시릴 수도 있습니다. 또한 많은 사람이 한꺼번에 산을 걸으면 시끄러울 수도 있습니다. 그렇게 어느 정도 시간이 지나면 혼자 산길을 맨발로 걸으실 것을 추천해 드립니다. 지금이라도 검색(맨발걷기 좋은 곳)을 해보시면 서울만 해도 수십 곳. 전국적으로 수백 곳이 있습니다.

'세상에서 제일 좋은 책冊은 산책散策이다'라는 말이 있습니다. 혼자 산책하듯 걸으시면서 '나의 비만과 질병은 어디에서 온 것일까?' 자신에게 물으시는 시간이 되시기를 바랍니다. 맨발로 걸으면 신발 신고 걷는 것과 달리 척추뼈가 곧바로 펴지는 것을 느낄 수 있습니다. 척추뼈가 곧바로 펴져야 심호흡을 할 수 있습니다. 비만과 질병을 외부에서 찾으면 절대로 요요 없이 '평생 날씬하고 건강한 몸'을 가질 수 없습니다. 앞에서 말씀드린 것처럼 알이 밖에서 깨지면 계란 프라이가 되고 내부에서 깨져야 새 생명이 됩니다. 산 위 바위에 걸터앉아 혼자서 명상하는 것은 사실 고도의 경지입니다. 몸과 마음의 소리를 듣는 '걷기 명상'부터 실천하시기를 바랍니다. 간혹 신발이 인류의 수명을 늘려주었다는 말에 맨발걷기를 포기하지 않으시길 바랍니다. 맨발걷기를 하려면 파상풍 백신을 꼭 맞아야 하냐고 물으신다면, 맨발걷기도 하지 말고 백신도 맞지 말라고 말씀드립니다.

호흡만으로
살이 빠진다고?

앞에 3장에서 탄산음료를 마시는 것은 이산화탄소를 몸에 들이키는 것과 같다는 말씀을 드렸습니다. 저는 이산화탄소를 이산화가스라고 부르고 싶은 충동을 가끔 느낍니다. 이 가스는 우리 호흡기관을 막히게 하는 역할을 합니다. 몸속 노폐물을 몰아내면 살이 빠진다고 여러 번 말씀드리는데요. 그러니까 굴뚝이 이산화가스로 막혀 있으면 장작을 태울 수 없지만 굴뚝이 뻥 뚫려서(이산화가스를 제거해서) 연기가 잘 빠져나가면 불은 훨훨 잘 타서 빠른 시간에 더 많은 장작을 땔 수 있습니다. 인간의 몸도 마찬가지입니다. 이산화가스를 빨리 없애주면 세포는 더 많은 노폐물을 태워 없애서 살이 빠지게 됩니다.

우리 몸은 대사 작용을 하면서 일차적으로 이산화가스와 수분을 밖으로 배출합니다. 이산화가스는 호흡으로 제거됩니다. 그래서 올바른 호흡이 중요하다고 저는 강조합니다. 살찐 사람들은 마른 사람들보다 더 얕고 짧게 호흡하는 경향을 보입니다. 또한 노폐물의 상당 부분은 수분과 함께 배출되는데요. 그래서 수분이 많은 음식(채소 · 과일 · 무첨가주스)이 중요한 것입니다. 이 세상에 오염되지 않고 수분이 많은 음식은 이 세 가지 밖에 없다고 다시 한번 강조합니다.

얼마 전 다큐멘터리 프로그램에서 티베트 수도승이 추운 겨울에 물에 젖은 담요를 알몸에 걸치고 명상하는 모습을 본 적이 있습니다. 명상하는 자세로 앉은 후 얼마 지나지 않아서 담요에서 김이 무럭무럭 솟아올랐습니다. 숨만 쉬면서 몸에 열을 내는 장면인데요. 운동 없이 호흡만으로 우리 몸이 대사 작용을 한다는 사실을 증명합니다.

명상을 하기 위해서는 맨 처음 호흡이 중요합니다. 우리가 심호흡深呼吸을 해야 한다고 말합니다. 깊을 심深 자를 쓰는데요. 입을 닫고 코로 숨을 쉬되 한 번에 깊게 들이마시고 천천히 내뱉는 방식입니다. 입을 닫고 코로 천천히 숨을 내뱉으면 자연히 배가 쑥 들어가서 저절로 복식호흡을 하게 됩니다. 심한 노동으로 뼈마디가 쑤시거나 심한 질병에 걸린 사람들은 모두 끙끙 앓는 소리를 내는데요. 이것이 바로 심호흡입니다. 이 책을 읽고 계신 당신도 지금 해 보시면 금방 알게 됩니다. 끙끙 앓는 소리를 내기 위해서는 숨을 한 번에 들이마시고 천천히 끙끙대며 내쉬게 됩니다. 앓는 소리를 내 면 통증이 줄어듭니다. 호모 사피엔스는 이 질병 치유의 원리를 체 득한 위대한 동물이라는 점에 관심을 두시기를 바랍니다.

어렸을 때 어머니께서 저한테 '어린놈이 웬 한숨이냐?'고 질책 했던 기억이 있습니다. 어머니는 가수 이미자의 〈여자의 일생〉이 라는 노래를 좋아하셨는데요. '참을 수가 없도록 이 가슴이 아파도, 여자이기 때문에 말 한마디 못하고…' 이렇게 부르시고는 깊은 한 숨을 쉬셨던 기억이 있습니다. 우리가 스트레스를 받으면 심장근 육이 딱딱해집니다. 그러면 이어서 한숨을 쉬게 되는데 거의 100% 오래 숨을 내뱉게 됩니다. 그러면 심장의 근육이 천천히 풀어지면 서(이완되면서) 답답함이 풀리게 됩니다. 이처럼 한숨의 원리를 사 용하면 아주 쉽게 심호흡할 수 있습니다. 돈을 들여 호흡법 강의를 듣지 마시고 '앓는 소리의 원리'와 '한숨의 원리'를 심호흡에 적용 하시기를 바랍니다. 다른 점은 반드시 입을 닫고 코로만 숨을 쉰다 는 점입니다. 진실은 돈이 들지 않습니다.

옛말에 '숨결이 고우면 살결도 곱다'는 말이 있습니다. 우리가 깊은 호흡을 해서 폐 기능이 극대화되면 몸속의 열이 내려갑니다. 또한 피부 구멍을 열어 독소를 밖으로 배출시키게 됩니다. 조금 강도 높게 호흡하면 위 티베트 수도승처럼 땀구멍까지 활짝 열려 피부밑의 독소와 노폐물이 모두 빠져나갑니다. 당연히 피부에 화색이 돌고 윤기가 나게 되는데요. 일반적으로 폐가 튼튼하면 살결이 매끄럽고 폐가 약하면 피부에 윤기가 없게 됩니다.

그러나 저는 명상의 최고경지로 '겨울나무'를 꼽습니다. 겨울나무는 눈과 바람을 맞으면서도 아무런 불평이 없습니다. 적막한 밤이 되어도 외롭다는 말조차 하지 않습니다. 그러나 '마음을 비운다'라는 명상은 마음 하나만으로 되는 것이 아닙니다. 육체적 고행을 통해서 고고한 정신세계로 들어가는 것입니다. 그 정신세계는 육체를 끊임없이 단련해서 비로소 얻을 수 있는 경지입니다. 부처님은 설산雪山에서 수행하실 때 자기 몫의 음식을 최소한으로 줄여 하루에 좁쌀 6개로 식사했다고 전해집니다. 지금도 수많은 수행자가 사막과 같은 길을 오체투지五體投地(두 팔을 뻗으며 배를 땅에 깔고 머리를 땅에 닿도록 하는 절)를 하며 몇 달에 걸쳐 성지聖地로 향합니다. 아직도 한 달 넘게 걸리는 스페인 산티아고Santiago의 순례길을 걷는 사람들도 많습니다.

혼자 맨발로 1시간 정도 걷는 것은 이 수행자들에 비하면 '작은 고행'에 불과합니다. 그러나 부처님의 최고경지도 첫걸음부터 시작했습니다. 정주영 회장님의 '해봤어?'를 생각하면서 심호흡하시고 첫걸음을 시작하시길 바랍니다. 처음 10분은 좀 불편합니다. 그 10분만 넘기면 언제 그랬냐는 듯이 적응됩니다. 행복은 좋아하는 일을 하는 것이 아니라, 자신이 하는 일을 좋아하는 것입니다.

포텐저의 고양이

익힌 음식과 산 음식을 비교한 가장 인상적이고 충격적인 연구 중 하나는 프랜시스 포텐저Francis M. Pottenger 박사가 〈미국 치과 교정 및 구강외과 저널〉American Journal of Orthodontics and Oral Surgery에 발표한 논문입니다. 미국에서는 〈포텐저의 고양이〉Pottenger's Cats라는 책도 나와 있습니다. 포텐저 박사는 900마리의 고양이를 대상으로 무려 10년 동안 다이어트 실험을 진행했습니다. 익힌 것과 날것, 즉 산 음식과 죽은 음식만 사용했습니다. 그런데 그 결과는 압도적일 만큼 확실했습니다. '죽은 음식'에 대한 '산 음식'의 우월성을 더이상 의심할 수가 없을 정도였습니다.

포텐저 박사는 A 집단의 고양이들에게는 고기 도축장에서 가져온 날고기 내장, 그리고 근육 뼈가 포함된 생고기를 먹였습니다. 몇 달이 지나자 익힌 음식을 먹인 B 집단의 고양이보다 건강이 좋아졌고 새끼들은 더욱 활력이 넘쳤습니다. 생고기 대신에 익힌 고기나 가열처리 한 우유를 준 고양이들은 번식이 고르지 않고 신체적으로도 퇴행성이 발견되었으며 세대를 거듭할수록 심화되었습니다.

날것 상태의 음식이 제공된 고양이들은 해마다 건강한 새끼 고양이들을 출산했습니다. 질병도 없었고 조기사망도 없었습니다. 고양이들도 당연히 노년이 되면 죽습니다. 그러나 불에 익힌 죽은 음식만을 먹은 고양이들에게서는 호모 사피엔스에게 발생하는 질병들이 종류대로 그대로 발생했습니다. 심장병 · 암 · 신장질환 · 갑상선질환 · 폐렴 · 마비 · 치아손실 · 관절염 · 극심한 진통 · 성적 흥미의 감소 · 설사 · 다루기 위험할 정도로 극도의 흥분성 · 간 손상 · 골다공증 등이 놀라울 정도로 인간과 똑같은 질병이 발생했습니다.

이 고양이들의 배설물은 독성이 너무 강해 그 배설물로 퇴비를 한 땅에서는 잡초들도 자라지 않았습니다. 반면에 산 음식을 섭취한 고양이들의 대변에서는 풀들이 급격히 증식했습니다. 무엇보다 결정적인 사실은 다음이었습니다. 익힌 음식을 먹었던 B그룹의 고양이들에게서 태어난 첫 번째 세대 새끼 고양이들은 대부분 질병이나 장애가 있었습니다. 두 번째 세대 고양이들은 질병도 많았고 죽은 채로 태어나는 경우가 다반사였습니다. 세 번째 세대에 이르자 어미들의 불임이 시작되었습니다. 더 이상 자녀가 태어나지 못하는 현상이 나타난 것입니다. 포텐저 박사는 흰쥐들에 대해서도 똑같은 테스트를 시행했는데 그 결과는 고양이 실험의 경우와 너무도 정확하게 일치했습니다.

요즈음 집에서 키우는 고양이는 사료를 먹지만 원래는 육식동물입니다. 호랑이 · 사자 · 표범 · 재규어 · 퓨마 · 스라소니 등이 모두 고양잇과 동물입니다. 제가 수없이 강조합니다만 우리 호모 사피엔스는 영장류에 속합니다. 긴팔원숭이 · 오랑우탄 · 고릴라 · 침팬지 등이 인간의 친구입니다. 세계적인 인류학자 재레드 다이아몬드Jared Diamond의 명저 〈제3의 침팬지〉The Third Chimpanzee에 의하면 원숭이류와 유인원은 1,500~3,000만 년 전에 분기해 나왔고 DNA 차이는 7.3%에 불과한 것으로 기록합니다. 침팬지와 인간의 유전적 유사성은 99.6%로 차이가 거의 없다고 보아도 무방합니다. 그래서 책의 제목도 〈제3의 침팬지〉입니다.

침팬지도 식량이 없을 때 아주 가끔 육식을 합니다만 그 비율은 1% 정도에 불과합니다. 무려 60년 넘게 침팬지를 연구해 온 올해 90세(2024년 기준)의 세계적인 동물학자 제인 구달Jane Goodall에 의하면 침팬지 식량의 대부분을 과일과 나뭇잎이라고 결론을 내립니다. 심지어 장의 길이가 몸통 길이의 9배로 인간과 거의 똑같다고 갈파합니다. 제가 침팬지와 인간의 유사성을 자주 강조하는 이유는 인간이 육식동물도 아니고 잡식동물도 아니고 채식 동물이라는 점을 강조하기 위함입니다. 여기에서 채식이라고 하는 것은 불로 익혀 죽인 음식이 아닌, 자연 그대로의 산 음식임은 물론입니다.

비록 고양이와 쥐 실험의 결과가 호모 사피엔스에 똑같이 적용된다고 말할 수는 없습니다. 사람마다 차이가 있을 수도 있습니다. 화가들은 '하늘 아래 똑같은 검은 색은 없다'라고 말합니다. 검은색도 천차만별이라는 뜻입니다. 그러나 몸과 자연의 원리에는 변함이 없다고 저는 주장합니다. 산 음식이 생명을 살리고 죽은 음식이 생명을 죽인다는 몸과 자연의 원리를 말함입니다.

미인은 잠꾸러기?

저도 대학입시를 세 번(재수, 경영대, 약대)이나 겪으면서 잠 때문에 많이 고생한 1인입니다. 그런데 잠을 푹 잔 날은 공부가 잘되고, 새벽까지 공부한 날은 하루 종일 정신이 혼미해서 공부가 잘 안된 경험이 있습니다. 네덜란드의 존 액셀레슨John Axellesson 박사는 〈영국 매디컬 저널〉British Medical Journal에 다음과 같은 연구 결과를 발표했습니다. '미인은 잠꾸러기'라는 말이 무슨 뜻이냐는 딸아이의 질문에서 착안해 연구를 진행했다고 합니다.

18~31세의 건강한 성인 23명을 상대로 8시간 잠을 잤을 때(A)와 5시간 잠을 잤을 때(B), 그리고 31시간 동안 잠을 자지 않은 상태(C)의 비포&애프터 사진을 찍어 비교했습니다. 지원자 65명에게

이들의 사진을 보여준 뒤 외적으로 얼마나 매력적으로 보이는지를 점수로 매기게 했습니다. 거의 모든 지원자가 A ➜ B ➜ C 순서로 매력적이고 건강하게 보인다고 손을 들었습니다. 액셀레슨 박사는 '사람이 매력적으로 보일 수 있는 충분한 수면시간에 대해서는 아직도 의견이 분분하지만, 잠을 오래 자고 숙면을 취하는 사람이 외적으로 훨씬 매력적이라는 사실만은 분명해졌다'라고 결과를 발표했습니다. '미인은 잠꾸러기'라는 말을 증명해 낸 셈입니다.

낮 시간이 밤 시간보다 더 중요하다고 생각한다면 이는 큰 착각입니다. 잠을 자는 시간이 겉으로는 수동적으로 보이지만 사실 우리 몸은 밤 시간에 왕성한 활동을 벌입니다. 우리 몸은 전기 자동차가 그렇듯 밤에 에너지를 재충전해야 합니다. 잠은 재충전을 위한 부분 휴업일 뿐이라는 말입니다.

잠을 자면서도 인간의 몸은 부산하게 활동합니다. 조직을 수선하고 치유하며, 기관과 세포에 연료를 재충전하고 오래된 세포들을 새로운 세포들로 바꾸는 작업을 합니다. 이때 세포의 재생산 속도는 깨어 있는 시간보다 2배 이상 빠르다는 사실을 명심해야 합니다. 눈을 뜨고 있을 때보다 몸의 치료 속도가 2배 이상 빠르다는 말입니다. 잠자는 시간은 몸을 다시 세팅하는 시간입니다.

피곤하거나 몸이 아프면 움직이고 싶지 않게 됩니다. 이것은 잠을 자고 쉬라는 자연의 명령입니다. 당신이 이 명령을 거스르기 위해 약물에 의존하면 그 대가는 가혹한 법입니다. 밤이 되면 잠을 자라는 자연의 명령에 순응하면 당신은 굳이 낮잠을 잘 필요가 없습니다. 충분히 휴식을 취했기 때문에(소화가 잘되는 채소 · 과일 · 무첨가 주스를 먹고) 낮에 졸릴 이유가 없어진다는 말입니다.

　잠을 자면서 몸을 뒤척이는 것도 자연치유의 한 작용입니다. 정형외과 의사들은 똑바로 누워 바른 자세로 자지 않으면 큰일이 난다고 위협하지만 제 생각은 조금 다릅니다. 인간은 자면서 무려 30회 이상 뒤적이면서 자세를 바꾸는 것으로 알려져 있습니다. 컴퓨터를 보고 하루 종일 앉아 있는 사람은 허리가 앞으로 굽히기 마련인데요. 잘 때 뒤척이면서 엎어져 자는 경우가 흔합니다. 엎드려 자거나 웅크리고 자거나 옆으로 자는 것은 목등뼈와 척추, 골반을 교정하는 작업입니다. 물론 똑바로 누워서 아기처럼 새근새근 자는 것이 1위지만 몸을 뒤척이는 것도 자세를 치료하는 일이니 염려하지 마시기를 바랍니다. 큰일이 난 것처럼 수면 베개를 산다거나 요상한 지압 침대를 사는 어리석음을 범하지 않기를 바랍니다.

　불면증이 생기는 데는 몇 가지 이유가 있습니다. 카페인을 예로 들어보겠습니다. 한 잔의 커피가 신장과 요로를 통과하려면 24시간 정도 걸립니다. 여러 잔의 커피와 초콜릿과 탄산수를 마시는 사람은 혈류 속 카페인 함량이 항상 높은 상태로 유지됩니다. 몸은 카페인을 배출하려고 힘들게 에너지를 사용합니다. 소화에 쓰여야 할 에너지가 배출에 쓰이면서 우리 끙끙대며 잠자리에서 몸을 뒤척이게 됩니다.

몸에 독성이 많을수록 밤잠을 이루기가 더 힘들어집니다. 산 음식은 불과 30분 만에 장을 통과합니다. 소화 에너지가 거의 들지 않습니다. 당연히 8~10시간 자도 찌뿌둥했던 사람이 음식을 바꾸고 5시간 만에 상쾌하게 일어납니다. 변비로 고생하다가 음식을 산 음식으로 바꾸고 매일 완전 배출과 상쾌한 아침을 경험한다는 사람들을, 저희 예방원 카페에서 매일 수도 없이 만납니다. 잔여감이 1도 남지 않게 상쾌하다고 말씀하십니다. 당신이 지금 불면증으로 고생하신다면 지금 즉시 산 음식으로 바꾸어 보십시오. 잔여감이 1도 남지 않는 배변과 아침의 상쾌함을 느낄 수 있다고 장담합니다.

저는 늦잠이란 없다고 주장합니다. 공기를 의도적으로 덜 마시는 사람은 없습니다. 물을 의도적으로 덜 마시는 사람도 없습니다. 자연 상태의 야생동물 중에 의도적으로 공기와 물을 덜 먹는 동물이 있을 수 있을까요? 잠도 이와 하나도 다를 것이 없습니다. 그것은 자연의 명령입니다. 평형상태를 유지하려는 자연의 자정작용입니다. 깨어 있는 시간이 길면 길수록 더 많은 에너지를 쓰게 됩니다. 그러면 에너지가 심하게 낭비되고 모든 신체활동이 현격히 약화됩니다. 소화와 배출에 장애가 생기면서 체중이 증가하고 피로가 쌓이고 결국은 '뚱뚱한 병자'가 되고야 마는 것입니다.

산업혁명이 시작되면서 밤에 충분한 잠을 자지 않는 것이 미덕이 되어버렸습니다. 부모님은 자녀들에게 4당5락四當五落을 강요합니다. 4시간을 자면서 공부하면 합격이고 5시간을 자면 불합격이라는 말입니다. 누군가 '저는 새벽 2시까지 일하고 7시에 일어납니다'라고 말하면 '대단하네요, 부자 되겠어요'라고 맞장구를 칩니다. 사람들은 지난밤 잠을 얼마나 잤는지를 두고 거들먹거리게 되는데 그중에 가장 적게 잔 사람이 승자가 됩니다.

자연과 가까웠던 시대에는 식사를 마치고 해가 기울면 담소를 나누다가 잠자리에 들었습니다. 전기가 없었으니 어두워지면 잠자리에 들었고 아침 햇빛이 눈꺼풀을 열었으며 새소리가 귀를 깨웠습니다. '일찍 자고 일찍 일어나는 사람 중에 가난하고 병약한 사람은 없다'라는 옛말이 있습니다. 초저녁잠이 '미인의 잠'이라고 불리는 것도 우연이 아닙니다. 부탁하건대 긴 잠을 부끄러워하지 마시기를 바랍니다.

영국의 버밍햄대학University of Birmingham 등이 연구해서 〈유로 사이언스〉Euro Science에 발표한 자료에 의하면, 잠이 부족하게 되면 식욕이 증가하는데 자연식보다는 정크푸드에 더 끌리게 돼서 체중을 증가시키는 것으로 밝혀졌습니다. 19~33세 사이의 건강한 남성 32명을 모집해서 시험을 해보았는데요. 참가자들 모두에게 똑같은 저녁 메뉴를 먹게 하고 A 그룹은 집으로 돌아가서 정상적인 수면을 취하게 했고, B 그룹은 연구실에 남아서 밤을 새워 영화를 보든지 게임을 하든지 하면서 잠을 자지 못하도록 했습니다. 두 그룹 모두 제공된 저녁 식사 이후에는 아무것도 먹지 못하도록 했습니다.

다음 날 아침 연구원들은 두 그룹 모두 공복감을 느끼는 정도와 혈액검사를 통해 혈중 공복 호르몬을 측정했습니다. 뇌의 활동과 호르몬 수준을 확인하기 위해 fMRI라고 하는 자기공명 이미지 기술을 이용했습니다. 또한 두 그룹의 욕구 차이를 알아보기 위해 일정 금액의 현금을 주고 다음 날 아침 돈을 어디에 쓰는지 확인하는 실험도 병행했습니다. 이런 실험을 두 번 연속 진행했습니다.

놀랍게도 두 그룹 모두 공복감과 허기의 차이는 거의 없었지만, B 그룹 참가자들은 잠을 푹 잔 A 그룹 참가자들에 비해 자신들이 받은 돈으로 훨씬 많은 양의 정크푸드를 사는 데 돈을 사용한 것으로 밝혀졌습니다. 또한 B 그룹의 참가자들은 식욕을 조절하는 '식욕 호르몬' 또는 '배고픔 호르몬'이라 부르는 그렐린Ghrelin의 수치가 높게 훨씬 높게 나타난 것으로 밝혀졌습니다.

결론적으로 밤에 잠을 못 자게 되면 공복감의 차이는 별로 없는데 식욕은 증가한다는 것입니다. 그중에서도 특히 빵과 라면이나 햄버거와 같은 정크푸드에 몸과 마음이 쏠리게 된다는 말입니다. 수면시간이 적으면 살이 안 찔 수가 없다는 것을 증명하는 실험이었습니다.

많은 여성분이 밤늦게 라면이나 야식을 먹으면 얼굴이 붓는다고 하시고, 밤잠을 설치면 피부가 푸석푸석하다고 하십니다. 먼저 얼굴이 붓는 이유는 아주 간단합니다. 몸이 스스로 살기 위한 반응입니다. 이것은 아주 중요한데요. 제가 〈완전 배출〉에서도 강조한 3대 주기(섭취 주기: 낮 12시~저녁 8시, 동화 주기: 저녁 8시~새벽 4시, 배출 주기: 새벽 4시~낮 12시)를 위반했기 때문입니다.

저녁 8시 이후 새벽까지는 동화주기로서 음식물을 흡수하고 사용하는 시간(음식물을 먹지 않는 시간)인데, 이 늦은 시간에 억지로 음식물을 투하했기 때문입니다. 자연식품을 먹었으면 그래도 나쁘지 않은데 첨가물 범벅인 공장음식을 먹었기 때문에 사달이 나고 맙니다. 과도한 독성물질을 폭풍 흡입했기 때문에 이것을 중화시키기 위해 물을 마시게 됩니다. 몸이 붓지 않을 수 없습니다. 그러나 이것도 살기 위한 우리 몸의 처방이라는 점을 밝혀둡니다.

중국이나 우리의 전통 의학에서는 약보불여식보藥補不如食補 식보불여수보食補不如睡補라는 말이 나옵니다. '약으로 치료하는 것은 음식으로 치료하는 것만 못하고 음식으로 치료하는 것은 잠으로 치료하는 것만 못하다'라는 뜻입니다. 수많은 장사꾼이 매스컴에서 어려운 용어로 떠들어도 결국 몸과 자연의 원리로 돌아오는 법입니다. 잠을 푹 자지 않고서는 살을 빼기 어렵다는 점을 다시 한번 강조합니다.

TV를 치우면
살이 빠진다고?

　제가 옛날에 커피 사업을 한다고 마케팅에 관련된 공부를 한 적이 있습니다. 마케팅에서는 모든 제품 소비자의 70~80%는 여성으로 봅니다. 그래서 상품개발자나 마케팅 부서에서는 여성을 대상으로 각종 업무 계획을 세웁니다. 방송국은 기업의 광고를 먹이로 살아가는 존재입니다. 광고에서는 절대 여성을 비난할 수 없습니다. 연속극에서도 남편과 아내가 싸우면 아내 편을 들도록 대본이 만들어집니다. 방송국을 먹여 살리는 소비자의 주체가 여성이기 때문입니다.

　저녁을 끝내고 TV를 틀면 각종 음식 광고가 쏟아집니다. 하루종일 집안일과 회사 일로 시달렸으니 이제 당신 자신을 위로해야 한다고 말합니다. 홈쇼핑에서도 굴비 한 세트를 할인해서 파는데 1세트를 더 사면 1세트는 공짜로 준다고 유혹합니다. 당장 배고픈 것도 아닌데 솔깃합니다. 하루 종일 힘들었으니 당신 자신에게 선물하라고 말합니다. 몇 년 전부터 '나에게 선물하라'는 말들이 난무하는데요, 이 기가 막힌 카피를 만든 장사꾼들의 실력에 경의를 표합니다. 우리는 이 장사꾼들을 당해낼 도리가 없습니다.

문제는 밥을 먹고 난 후 1~2시간이 지난 후 시작됩니다. 라면 광고가 나오고 치킨 광고가 시작됩니다. 그렇게 배고픈 것 같지도 않은데 갑자기 시장기가 돕니다. 라면을 끓이면서 달걀을 톡 까서 넣으면 시장기가 가실 것 같은 생각이 듭니다. 핸드폰에 깔아둔 앱을 눌러 치킨을 배달해 먹고 싶은 생각이 간절합니다. 아이들에게 양념으로 할 것이냐, 프라이로 할 것이냐 물어봅니다. 아이들은 환호성을 부르며 아들은 양념이고 딸은 프라이를 주장합니다. 매일 저녁 우리 집 안에서 일어나는 일입니다.

아이를 공부하게 하는 방법은 호통을 치는 일이 아니라 엄마와 아빠가 거실에서 책을 읽으면 됩니다. 책을 읽는 부모 옆에서 라면과 치킨을 외치는 아이들은 거의 없습니다. 감명 깊은 책을 읽고 나서 치킨이 생각나는 사람도 거의 없을 것입니다. 심호흡을 하고 아이들과 밖에 나가 밤 산책을 하게 됩니다. 산책을 하면서 아이들에게 학교 일에 관해 이야기하고 장래 희망에 대해 진지한 얘기를 나누게 됩니다.

'끓는 국은 맛을 모른다'라는 말이 있습니다. 그러니까 섭씨 95~100도에서 국 맛을 보면 대부분 짠맛을 잘 느낄 수 없다는 말입니다. 높은 온도에서 국을 맛보지 말고 35~37도에서 맛을 보면 적절한 염도를 측정할 수 있습니다. 김치찌개가 대표적인데요. 아침에 남아서 식은 찌개를 맛보면 엄청나게 짜게 느껴집니다. 지나치게 짜게 먹지 않는 방법은 찌개가 충분히 식은 다음에 소금을 넣으면 됩니다.

저녁 식사를 한 후의 TV를 보는 시간은 그야말로 '끓는 국'의 시간입니다. 당신은 고도로 계산된 광고와 마케팅을 피해서 갈 수 없습니다. 이때는 당신의 미각과 신체리듬과 정신이 모두 혼미해집니다. 꽹과리와 북과 장구를 치는 한가운데에서 귀를 막고 경전을 읽어도 소용이 없습니다. TV 리모컨을 치우는 것이 상책입니다. 아침에 일어나 식탁에 미처 치우지 못한 치킨과 피자와 라면의 잔해를 확인하는 것은 자학의 시간과 같습니다. '내가 또 못 참고…'라는 생각을 하게 되면 자존감을 잃게 됩니다.

매미는 원래 낮에 우는 곤충입니다. 시골에 가서 냇가에 발을 담그고 매미 소리를 들으면 마음이 평온해집니다. 매미는 원래 밤에 울지 않는 법인데 도시의 매미는 낮이고 밤이고 쉬는 법이 없습니다. 도시의 매미는 왜 밤에도 울까요? 바로 가로등과 아파트 불빛 때문입니다. 밤새 밝혀 놓은 불빛이 도시 매미의 밤을 빼앗아버렸기 때문입니다. 매미가 우는 것은 짝을 짓기 위한 것인데요. 큰 소리를 내지 않으면 도시의 소음에 묻혀버리니까 악을 내서 더 큰 소리로 자신의 존재를 알릴 수밖에 없습니다. 살기 위한 몸부림입니다.

우리는 보통 낮에 일을 하고 밤이 되면 집에 돌아와 휴식을 취합니다. 그래서 장사꾼들은 자신의 상품을 알리기 위해 밤을 택했습니다. 채널이 너무 많습니다. 쇼핑호스트도 많고 광고도 쏟아져 나옵니다. 장사꾼들도 소리를 높여 물건을 팔아야 생존할 수 있습니다. 그런데 그 '밤에 피는 장미'들은 대부분 음식입니다. 장사꾼들은 음식을 팔아 통장을 살찌우고 당신은 비만을 선물로 가져옵니다. 저는 절대 상업자본주의를 비난하려는 것이 아닙니다. 이러한 마케팅의 원리를 잘 파악하고 현명한 소비자가 되어야 한다는 점을 말씀드리려는 의도입니다. 결국 모든 선택의 책임은 본인이 질 수밖에 없기 때문입니다.

손자병법에서도 싸우지 않고 이기는 것이 최선인데, 부전이굴인지병 선지선자야不戰而屈人之兵, 善之善者也라고 했습니다. 싸울 필요가 없습니다. 비만과의 전쟁을 선포할 필요도 없습니다. 8시 뉴스가 끝나고 9시부터는 그야말로 '끓는 국의 시간'입니다. 조용히 스위치를 끄는 것만이 다이어트에서 최선이라는 말씀을 드립니다.

날씬하다고 생각하면
더 날씬해지는 이유

　우리 몸은 100조 개의 세포로 이루어져 있습니다. 모든 세포는 우리가 먹는 음식에 영향을 받고 뇌의 명령에 따라 움직입니다. 각각의 세포는 명령을 기다리는 군대와 같아서 뇌의 메시지를 전달합니다. 나는 날씬해지고 있다는 메시지를 전하면 세포가 그 메시지를 받아서 날씬해지는 방향으로 움직입니다. 날씬해지고 있다는 메시지를 받은 당신은, 절대 지방 가득한 육류나 공장음식을 피하게 됩니다.

　'간肝이 부었다'라는 말은 어림 턱도 없는 무모한 생각과 행동을 하는 사람에게 하는 말입니다. '허파(폐肺)에 바람이 들었다'라는 말은 마음의 평정을 잃고 실실 웃는 사람에게 하는 말입니다. '쓸개

(담낭膽囊)가 빠졌다'라는 말은 줏대 없이 휩쓸리는 사람에게 쓰는 말입니다. '염통(심장心臟)에 털이 났다'라는 말은 염치없이 뻔뻔스러운 사람에게 쓰는 말이고, '비위(지라와 위脾胃)가 상한다'라는 말은 마음에 거슬리고 아니꼬울 때 쓰는 말입니다.

이처럼 우리 몸은 정신상태(뇌의 메시지)에 따라 몸이 그 방향으로 움직이는 동물입니다. 대표적인 것이 '환장換腸하겠네!'인데요. 너무 놀라서 장腸이 뒤집힌다換는 뜻입니다. 이처럼 우리 몸은 감정과 연결되어 있습니다. '에라 모르겠다'라고 생각하면 세포들도 '에라 모르겠다'라며 24시간 아무거나 먹게 되고 '뚱뚱 메시지'를 보내게 됩니다. '나는 날씬해지고 있어'라고 생각하는 것은 세포에게 날씬해지라고 명령하는 것이나 다름없습니다. 매일 매일 거울을 바라보며 '날씬 메시지'를 전하시기를 바랍니다. 깨달음을 얻었다고 한 번에 통달하기는 쉽지 않습니다. 조급함을 버리고 한 걸음씩 천천히 다시 시작하시기를 바랍니다.

보상이 고통보다
100배는 크다

저희 예방원에 찾아오시는 많은 환자분은 음식을 바꾸기가 정말 어렵다고 하소연하십니다. 특히 직장 동료들과 점심을 먹을 때도 그렇고 친구들과 저녁 술자리를 할 때도 불편하다고 하십니다. 그래서 저는 산 음식을 70%로 먹고 30%를 일반식으로 하시라고 말씀드리는데요. 당신이 살을 빼기로 작심하셨다면 최소한 2주 동안은 그 30%마저 자연식물식으로 하시라고 말씀드립니다. 공장에 들어가서 가공하지 않고 첨가물이 들어가지 않은 식물식을 자연식물식이라고 합니다. 여기 첨가물에 소금은 예외로 합니다.

언젠가 아내와 함께 커튼집에 들른 적이 있었습니다. 사장님이 40대 초반의 남자였는데 처음 보는 우리를 보고 싱글벙글 웃는 것입니다. 상담을 시작할 때부터 나갈 때까지 미소가 끊이지 않았습니다. 제가 나가면서 '사장님은 어쩜 그리 잘 웃으세요?'라고 물었습니다. 사장님은 자기가 원래 무뚝뚝하고 좀 화난 인상이었다고 말씀하셨습니다. 육군 대위로 제대했는데 막상 사회생활을 하려니 뻣뻣한 군인 인상이라 고민이 많았다고 했습니다.

그래서 결심하고 실행한 것이 '매일 30분씩 하루도 빼지 말고 웃는 연습'을 했다는데요. 무려 6개월을 연습하니 인상이 달라지더라는 것입니다. 사장님이 하도 인상이 좋아서 주위 사람들에게도 소개해 주었던 기억이 있습니다. 하나를 보면 열을 안다는 말처럼 분명히 크게 사업을 성공시켰을 것입니다. 습관을 바꾸는 것은 참으로 쉽지 않습니다. 그분은 '하루 30분 6개월'을 통해서 엄청난 보상을 받았을 것으로 예상해 봅니다.

저도 그랬습니다. 아주 쉽지만은 않았습니다. 그러나 당신은 할 수 있습니다. 80kg에서 62kg으로 살이 빠지고 갖은 잔병을 몰아낸 제가 바로 그 증거입니다. 당신은 이것만 생각하면 됩니다. '보상이 고통보다 100배는 크다' 바로 이 말을 꼭 기억하시기를 바랍니다. 음식을 조절하는 고통이 1이라면 그에 따른 보상이 100이라는 말입니다. 이제 좀 용기가 나시는지요? 신(자연)은 때론 매정하지만 넓은 품으로 당신을 안아줍니다.

그 육군 대위와 당신이 다른 점은 실천했느냐 안 했느냐의 차이 밖에는 없습니다. 오늘 실패하면 내일이 있습니다. 그리고 모레도 있습니다. 조급한 마음을 버리시고 한 걸음씩 한 걸음씩 나아가시길 부탁드립니다. 로또 1등도 로또를 1장이라도 사야 당첨됩니다. 한 걸음이라도 내디뎌야 살도 빠집니다. 그래서 〈퓨처셀프〉 Future Self의 저자는 다음과 같은 말을 남겼습니다.

"공부해도 설명하지 못하면
모르는 것과 같다.
공부해도 실천하지 못하면
모르는 것과 같다."

— 벤저민 하디|Benjamin Hardy

53kg → 45kg 감량,
아랫배 덩어리가 빠져나갔다

(조현미, 충북 충주시, 58세 여성)

아들 하나를 둔 50대 후반의 주부입니다. 남편과 함께 가게를 운영하고 있는데요. 건강식품과 영양제를 엄청나게 먹었지만 걸어 다니는 종합병원이라 불릴 정도로 잔병이 많았습니다. 5년 전 돌발성 난청으로 한쪽 청력을 잃었고 이명증상 · 안구건조증 · 역류성식도염 · 허리디스크 · 갑상선저하증 · 천식 · 알레르기비염 · 과민성대장증후군 등 잔병이 셀 수도 없을 지경이었습니다. 걸핏하면 배가 아프고 가스가 차고 설사도 했습니다. 큰 병원에도 가보고 한약도 먹어보았지만 도무지 호전도 안 되었고 몸은 완전히 지쳐 있었습니다. 최악은 변비였습니다.

이러다 죽겠다 싶었을 때 조승우 원장님 동영상을 접하게 되었습니다. 믿음과 확신이 생겨 〈완전 배출〉 책도 사보고 바로 실천에 옮겼습니다. 1주일이 지나자 내 생애 최초로 황금색 변을 보았습니다. 아랫배에서 덩어리가 쑥 빠진 것 같이 개운한 느낌, 이것이 원장님의 책 제목처럼 '완전 배출이구나' 하면서 환호하게 되었습니다.

아침에 눈 뜨면 가장 먼저 남편이 저를 보고 하는 말 '피부가 어쩜 그렇게 맑고 깨끗해졌냐?'라고 묻습니다. 아침마다 저도 모르게 거울 앞으로 다가가서 확인하며 달라지는 피부에 기분 좋은 하루를 시작하게 되었습니다. 언제부턴가 체력도 좋아지고 에너지가 넘치니 남편과 함께하는 가게 일이 즐거워졌습니다. 비염약을 끊고 채소과일식을 하자 코를 훌쩍거리는 일도 사라졌습니다. 비타민과 영양제를 집착적으로 챙겨 먹었었는데 과감히 모두 끊었습니다. 우유를 끊자 가끔 따끔거리던 피부 간지럼도 아예 없어졌습니다.

채소과일식을 실천한 지 10개월이 되는 지금 8kg의 지방이 빠졌습니다. 53kg에서 45~46kg을 유지하고 있습니다. 더 이상 체중이 빠지지 않게 고구마·감자·통곡물을 먹어가면서 건강을 유지 중입니다. 운동은 하루 30~40분 햇볕을 쬐면서 걷기 정도만 하고 있습니다. 매일 아침 채소과일식 한 끼 한 것뿐인데 많은 변화가 있었습니다. 정주영 회장님의 '해봤어?'를 명심하시고 망설임 없이 채소과일식을 실천하실 것을 부탁드립니다.

– 네이버 예방원 카페, 완치 비만 사례 중에서

6장

잡동사니 때문에
살이 찐다고?

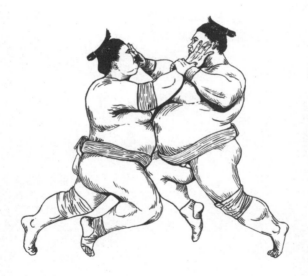

::
처음에는 과자봉지 하나를 치우지 않은 것으로 시작했을 테고
먹다 남긴 피자와 콜라병으로 발전해서 방이 저 지경으로 변했을 것입니다.
지저분한 방에서 지내면서 '에라 모르겠다'라며
배달 음식을 계속해서 시켜 먹었을 것입니다.
그리고 50kg의 날씬한 몸이 80kg으로 늘어났을 것이라고 예상해 봅니다.
잡동사니가 많은 사람은 비만일 확률이 높습니다.

법정 스님의 흙방

'무소유'로 유명한 법정 스님의 거처를 다음 페이지에 그림으로 표현해 보았습니다. 스님은 산 아래 20리 밖에 사는 동네 청년 두 사람을 불러, 땔감 나무를 넣어 놓던 작은 창고 자리에다 방을 새로 만들었습니다. 스님은 시멘트를 전혀 쓰지 않고 구들장을 비롯해 모두 돌과 찰흙으로만 방을 만들었습니다.

구들장을 만드는 이야기도 재미있습니다. 스님은 구들장 위에 흙을 30cm 넘게 흙을 덮었습니다. 구들장 위에 흙을 두껍게 깔지 않으면 군불을 지피자마자 금방 뜨거워집니다. 아랫목이 프라이팬처럼 뜨거워 발을 디딜 수조차 없다고 합니다. 흙을 두껍게 깔면 군불을 지핀 지 4~5시간이 지나야 방바닥이 따뜻해지지만, 이렇게

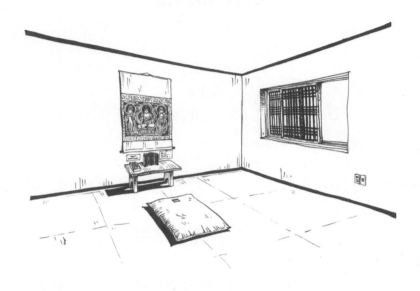

올봄에 흙방을 하나 만들었다.

이 방에 나는 방석 한 장과 등잔 하나 말고는

아무것도 두지 않을 것이다.

– 법정 스님의 〈오두막 편지〉 중에서

| 그림 8 | **법정 스님의 흙방**

하면 삼사 일 동안 불을 더 지피지 않아도 방 안이 훈훈하다고 말씀하십니다. 쉽게 뜨거워지는 것은 쉽게 식는 진리를 말씀하십니다.

미끈하고 반짝거리고 화려한 도시의 방에 비해 그 흙방은 질박하고 수수한 모습이어서, 우툴두툴한 방바닥을 손바닥으로 쓰다듬으며 잔잔한 삶의 여백을 음미한다고 하십니다. 그 흙방에는 방석 한 장과 등잔 하나 말고는 아무것도 두지 않겠다고, 텅 비어 있는 그 질박한 느낌을 즐기고 싶다고 말씀하십니다.

'어떻게 해야 살이 빠집니까?'라며 쫓기듯 다급하게 묻는 당신에게 이 고요한 흙방의 마음을 가져야 한다고 말씀드리고 싶습니다. 고요한 마음을 가진 사람 중에서 살이 찐 사람을 저는 평생 보지 못한 까닭입니다.

80kg 그녀의 방은
쓰레기하치장

제가 20대 대학 시절에 실제로 겪은 일입니다. 밤늦은 시간에 친구와 함께 길을 걷고 있었습니다. 그런데 갑자기 앞에서 어떤 여성분이 저희에게 도움을 요청했습니다. 그 여성분 옆에 그분의 친구가 철퍼덕 주저앉아 있었습니다. 친구가 술에 너무 취해 집에 갈 수 없으니 저희를 보고 도와달라는 것이었습니다. 우리는 기사도를 발휘해 취해서 앉아 있는 그녀의 양쪽 팔을 잡고 일으켜 세우려 끙끙댔습니다. 언뜻 보아도 80kg이 넘어 보이는 육중한 몸무게였습니다. 술에 취해 정신이 없는 사람의 몸무게는 보통 때보다 곱절은 무거운 법입니다.

우리는 그녀를 거의 업다시피 해서 그녀가 사는 원룸에 실어

(?) 날랐습니다. 그녀의 친구가 방문을 열었고 불을 켰고 우리는 방에 눕혔습니다. 장정 둘이 땀을 뻘뻘 흘렸고 고맙다는 인사를 뒤로한 채 방을 나가려다가 깜짝 놀랐습니다. 눈에 들어온 것은 어마어마한 잡동사니와 각종 쓰레기들이었습니다. 술병, 콜라병, 먹다 남은 피자, 과자봉지 등이 끝도 없이 펼쳐져 있었고 발 디딜 틈조차 보이지 않았습니다. 그녀가 누워있을 만한 공간만 빼고 쓰레기하치장이나 다름없었습니다. 무엇이 그녀를 그렇게 술에 취하게 했을까요? 무엇이 그녀의 방을 잡동사니 천국으로 만들었을까요? 무엇이 그녀를 80kg 정도의 육중한 몸무게로 만들었을까요?

'깨진 유리창 법칙'Broken Windows Theory이라는 말이 있습니다. 가령 길거리에 주인이 사용하지 않고 방치된 자동차가 있는데 누군가 돌을 던져 옆 유리를 깼다고 칩시다. 다음 날 가보면 차 안에 누군가 담뱃갑을 던집니다. 한 달 후에 보면 차 안에 쓰레기와 오물로 가득합니다. 예를 들어 주인이 방심하는 사이 식당 화장실이 조금 더럽혀졌다고 생각해 봅시다. 고객은 식당의 화장실이 더러우면 주방 역시 더러울 것이라고 짐작하게 됩니다. 그 고객은 다시는 그 식당을 찾지 않게 됩니다. 이것이 소문으로 돌고 돌아 결국 식당은 문을 닫게 됩니다. 저는 아주 작은 습관 하나 때문에 방을 쓰레기장으로 만들었고 그녀의 몸이 80kg 정도 되었다고 생각합니다.

처음에는 과자봉지 하나를 치우지 않은 것으로 시작했을 테고 먹다 남긴 피자와 콜라병으로 발전해서 방이 저 지경으로 변했을 것입니다. 지저분한 방에서 지내면서 '에라 모르겠다'라며 배달 음식을 계속해서 시켜 먹었을 것입니다. 그리고 50kg의 날씬한 몸이 80kg으로 늘어났을 것이라고 예상해 봅니다. 잡동사니가 많은 사람은 비만일 확률이 높습니다. 몸의 지방과 방안의 잡동사니는 모두 미래의 불안으로부터 자기를 방어하려는 수단이기 때문입니다. 그녀는 한때 날씬했던 몸매를 술과 잡동사니로 맞바꾼 셈입니다. 80kg은 그 물물교환의 결과에 지나지 않습니다.

자존감이 없는 사람이 가난하거나 살이 찔 확률이 높습니다. 자존감을 높이는 일은 잡동사니 청소에서 시작한다고 제가 주장하는 이유입니다.

미래의 불안이
잡동사니를 만든다

제게 대학 시절 친한 친구가 있었습니다. 그는 무려 100kg 가까이 되는 육중한 몸을 끌고 다니는 친구였는데 성격이 무척이나 깔끔했습니다. 그 친구가 사는 원룸을 방문한 적이 있었는데, 생각대로 방은 무척 깔끔했지만 어마어마한 짐들을 보고 놀랐습니다. 초등학교 시절에 배운 교과서와 노트가 있었는가 하면 엄청난 크기와 두께를 자랑하는 서울시 전화번호부 책까지 정리되어 있었습니다. 내가 그 이유를 묻자 돌아온 대답은 '혹시 필요할 때가 있을 것 같아서'였습니다. 사람이 물건을 소유한 것이 아니라 물건이 사람을 소유했다는 생각이 들었습니다.

제가 운영하는 예방원 카페에서는 '집안의 쓰레기를 버리고 나

자 몸속에 쓰레기 음식을 집어넣고 싶은 마음이 확 달아나 버렸다'
라고 증언하는 글들을 자주 접하게 됩니다. 만일을 대비해서 물건
을 버리지 못한다는 것은 미래에 대한 확신이 없기 때문입니다. 미
국의 유명한 방송인 오프라 윈프리Oprah Gail Winfrey는 다음과 같이 증
언했습니다.

> "나는 무려 13년에 걸친 체중과의 싸움으로부터
> 감정적인 문제를 해결하지 않는다면
> 진정한 살 빼기가 불가능하다는 사실을 깨달았다.
> 우리가 인생에서 한 치도 전진할 수 없는 이유는
> 미래에 대한 두려움이 우리를 붙들고 있기 때문이다
> 안 좋은 기억과 쓸데없는 잡동사니가 그 증거물이다."

'끊임없는 욕망은 인간의 욕심 때문이 아니라 현실과 미래에
대한 불안 때문'이라고 토머스 홉스Thomas Hobbes가 갈파한 바 있습
니다. 현실과 미래에 대해 불안하면 자존감이 없어집니다. 자존감
이 없는 사람이 가난하기 쉽습니다. 사랑받지 못한 아이들은 자존
감이 떨어져 음식으로 욕구를 풀고 살이 찝니다. 부모에게 사랑받
지 못하면 살이 찐다는 말입니다. 미국에서도 가장 살이 찐 부류는
흑인 여성입니다.

〈뉴욕타임스〉**NYT**의 발표에 의하면 전체 비만율(BMI 30 이상의 고도비만)은 흑인이 48.1%로 가장 높았고 이어 히스패닉(42.5%), 백인(34.5%), 아시아인(11.7%)의 순서를 보였습니다. 여성으로 세분화해도 이 순위가 유지됩니다. 흑인 여성의 비만율은 56.9%였고 이어 히스패닉 여성(45.7%), 백인 여성(35.5%), 아시안 여성(11.9%) 순입니다. 미국의 남자 흑인의 경우 범죄에 연루되기도 하면서 나름 사회생활(?)을 하는데요. 여자 흑인의 경우 아주 특출한 능력이 아니고서는 아직도 사회에서 외면받기 일쑤입니다. 그래서 미국 정부에서도 정부의 하급 공무원으로 흑인 여성에게 우선권을 주어 채용합니다. 영화나 다큐멘터리에서 뉴욕 지하철의 검표원들이 대부분 흑인 여성이었던 것이 이해되었습니다.

자존감을 회복하기 위해서라도, 미래에 대한 불안을 끊어내기 위해서라도 잡동사니부터 치우시기를 바랍니다. 깔끔해진 방을 바라보면 자존감이 상승하고 불안감이 사라집니다. 앞에서 말씀드린 '법정 스님의 흙방'처럼 비워놓으신다면 스트레스도 자기 비하감도 사라질 것이라 확신합니다. 만일을 대비해서 물건을 버리지 못한다는 것은 미래에 대한 확신이 없기 때문입니다.

저 또한 물건을 잘 버리지 못하는 1인이었습니다. 나중에 또 필요할 때가 오지 않을까? 다시 사려면 또 돈이 들겠지. 뭐 이런 생각이 지배적이었습니다. 경험적으로 볼 때 100개를 버리면 1개 정도는 '괜히

버렸네'라는 생각이 들기도 했습니다. 저는 괜히 버렸다는 후회가 두려워 99개를 여기저기 쌓아 놓고 쓰레기 더미에서 살았던 셈입니다.

미래가 불안한 사람은 많을수록 좋다고 생각하면서 살아가기 십상입니다. 한 가지 예를 들어봅니다. 우리는 부엌에서 다양한 용도의 요리용 칼을 구비하고 있습니다. 채소를 자르는 데 쓰는 칼, 고기를 써는 데 쓰는 칼, 과일을 깎는 데 쓰는 칼 등 한 집에 4~5개 이상의 칼을 가지고 있습니다. 심지어 요리사도 아닌데 20개 이상의 칼을 가지고 있는 가정도 보았습니다.

그런데 〈아무것도 못 버리는 사람〉Clear Your Clutter with Feng Shu의 저자는 인도네시아 발리Bali에 여행 가서 흥미로운 광경을 보았다고 했습니다. 부엌에는 칼이 단 한 자루뿐인데 그 한 자루를 5살짜리 어린 소녀가 아주 다양한 용도로 사용하는 것을 보고 놀란 적이 있다며 다음과 같이 적고 있습니다.

"우리가 요리하는데 그토록 많은 종류의 칼이 필요하다고 생각하는 것은 기업의 광고에 세뇌당했기 때문이다. 그래서 우리는 여러 종류의 칼이 없으면 요리할 능력조차 상실하고 만다."

– 케런 킹스턴Karen Kingston

물건을 통제하면
부자가 되고 날씬해진다

잡동사니를 쌓아 놓고 있으면 통제 불능 상태가 됩니다. 부자들은 자신의 정신뿐만 아니라 물건들도 엄격히 통제하면서 살아갑니다. 어디에 어떤 물건이 있는 줄 알고 있으며 무엇이 필요한지 알고 있습니다. 어디에 무엇이 있는지 모르면 있는 것을 또 사게 됩니다. 검은색 니트옷을 좋아하는 당신은, 장롱에 2~3개 비슷한 것이 있는 줄도 모르고 같은 것을 또 구매한 경험이 있을 것입니다. 부자들은 물건을 통제할 수 있으므로 먹는 것도 통제합니다. 자기가 먹는 것조차 통제하지 못하는 사람이 어떻게 물건을 통제하고 삶을 통제하고 돈을 통제해서 부자가 될 수 있다는 말입니까? 어찌 한 가정을 평화롭고 안정되게 운영할 수 있겠습니까? 헬렌 니어링의

〈조화로운 삶〉Living The Good Life에는 다음과 같은 명언이 나옵니다.

"자기가 먹는 것조차 통제하지 못하는 왕이
어찌 왕국을 평화롭고 안정되게 통치할 수 있겠는가?"

〈섭생 Regimen Sanitatis Salernitanum〉, 11세기

그러면 당신은 이렇게 반문하실 것입니다. 집이 좁으니 물건이 쌓이는 것 아닌가요? 그러면 저는 당신에게 이렇게 반문하겠습니다. 물건을 쌓아 놓고 사는 사람 중에 부자를 보셨습니까? 저는 한 명도 보지 못했습니다. 반면에 부잣집을 방문할 때마다 놀란 것 중의 하나가 신애라 씨의 경우처럼 '텅 빈 인테리어'를 자주 목격했습니다. 그러면 당신은 또 제게 묻습니다. 집이 크고 수납장이 많으니까 잡동사니가 안 보이는 것은 아닌가요? 죄송하지만 그렇게 말하는 당신은 아직도 가난하거나 뚱뚱한 분이실 가능성이 아주 높습니다.

5년, 10년 거들떠보지도 않는 물건을 쌓아 놓고서야 어떻게 돈이 모이겠습니까? 무엇이 들어 있는지 모르는 냉동실에 각종 폐기물(햄과 소시지, 빵조각과 삼겹살 쪼가리 등)을 저장해 놓고 어찌 돈이 모이고 살이 빠지겠습니까? 저는 항상 다이어트의 출발점은 냉장고

정리라고 주장합니다. 그래서 냉장고 음식을 다 먹기 전까지 마트에 가지 말라고 충고합니다. 몸에 좋다는 과일과 채소 또한 냉털(냉장고 털이)하듯이 비워두고 그래도 남으면 믹서기나 착즙기에 모두 털어 넣어 무첨가 주스를 만들라고 항상 말씀드립니다.

칸트는 '내용이 형식을 바꾼다'라고 했습니다. 무슨 말인고 하니, 당신이 냉장고를 정리해서 텅 비우고 잡동사니를 정리하면(형식을 바꾸면) 영혼이 정화(내용이 바뀌어)되고 살이 빠지게 됩니다. 반대도 성립됩니다. 당신이 영혼을 맑게 해서 살이 빠지면(내용을 바꾸면) 냉장고를 비우게 되고 잡동사니를 정리하게 됩니다.

당장 영혼을 맑게 해서 살을 빼라고는 하지 않겠습니다. 그 대신에 당장 냉장고를 정리하라고 말하겠습니다. 그것이 살을 빼는 첫걸음이라고 저는 감히 주장합니다. 한때 〈미스터 트롯〉에서 정동원 군이 불러 인기몰이했던 '여백'이라는 노래가 있습니다. 가사 중에 '마음에 주름이 있는 건 버리지 못한 욕심에 흔적'이고 '마음에 여백이 없어서 인생을 쫓기듯 그렸네' 하고 노래했는데요.

인생을 쫓기듯 사는 사람은 욕심 때문입니다. 욕심 많은 사람이 살도 찌는 법입니다. 음식을 절제하는 사람이 마음을 절제하는 법입니다. 부족함을 걱정하지 말고 풍요로움을 기뻐해야 합니다. 냉장고도 여백을 만들고 집안도 여백을 만들어 가벼운 몸과 영혼을 만드시길 바랍니다.

명품에는 반짝이를
붙이지 않는다

우리가 명품 옷들을 보면 일반적으로 상표를 크게 드러내 보이거나 반짝이를 붙여서 돋보이게 하는 경우가 매우 드뭅니다. 일반적인 명품을 넘어 유럽의 최고급 명품의 경우, 상표가 가방 아래쪽에 보일 듯 말 듯 붙어 있거나 아예 옷 안쪽(목 뒷부분)에만 아주 살짝 붙여 자신을 증명하는 경우가 흔합니다. 가방이나 옷의 품질 자체가 명품이기 때문에 굳이 자기를 증명하기 위해 요란을 떨 필요가 없기 때문입니다. 아니, 요란을 떨면 떨수록 명품의 가치가 떨어지기 때문입니다. 훌륭한 인품의 사람들일수록 말수가 적은 것과 같습니다.

부잣집에 잡동사니가 거의 없는 이유와 똑같습니다. 집과 가구

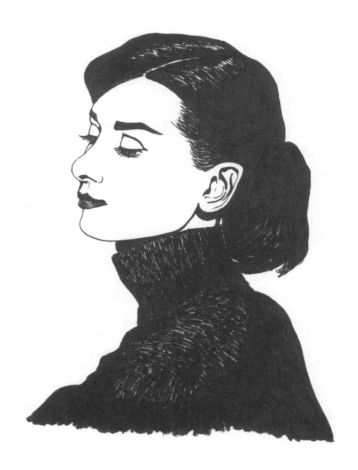

| 그림 9 | **오드리 햅번**

들이 정갈하고 묵직하기 때문에 굳이 부자임을 증명할 필요를 못느낍니다. 앞에서 신애라 씨는 감사패 한두 개를 제외하고 사진을 찍어 추억에 저장했다고 했는데요. 초등학교 우등상장부터 무슨 동네 해병대 감사패까지 벽면을 가득 채워 빈 공간이 없는 집도 있습니다. 벽에 못질을 해가면서 온갖 그림이나 사진으로 도배해서 빈 공간 없이 숨이 막히는 집들도 저는 보았습니다.

앞 페이지 그림은 제가 좋아하는 영화배우 오드리 헵번Audrey Hepburn인데요. 니트옷 한 장으로 그녀의 우아함을 모두 보여주고 있습니다. 무엇을 더해서 문제를 해결하려는 자세보다는 무엇을 없애서 해결하려는 자세가 중요하다는 점을 헵번이 증명해 내고 있습니다.

사람들은 멋을 내기 위해 알이 없는 안경을 쓰기도 하고 10cm 넘는 하이힐을 신기도 합니다. 심지어 온통 반짝이를 주렁주렁 매단 빨간색 옷을 입고 재래시장을 순찰하는 할머니와 할아버지도 있습니다. 할머니와 할아버지는 '빨간색이 좋아서'라고 대답합니다만, 사실 타인의 관심을 끌어야만 자존감이 만족되는 '타인의 삶'이기 때문입니다. 저는 이번 책에서 '어떻게 하면 살이 빠지나?'하는 방법론에 앞서 살이 빠지는 마음가짐을 많이 언급하고 있는데요. 단기간에 살을 빼는 방법은 반드시 요요를 동반하기 때문입니다. 지속 가능하지 않기 때문입니다.

계속해서 새로운 다이어트를 하느라 장사꾼들에게 돈을 헌금 (?)하면서 평생 악순환에서 벗어나지 못하기 때문입니다. 작은 요요가 큰 요요를 불러오고 결국은 약물에 중독되거나 수술을 받는 경우가 흔하기 때문입니다. 태도가 인생을 만들고 그 태도는 생각이 만듭니다. 헵번의 그림처럼 단순함을 실천하는 자세와 생각을 가지면, 정갈한 음식으로 바꾸게 되고 저절로 살도 빠진다고 저는 주장합니다.

몸속 잡동사니 청소

오랫동안 일을 해온 서양 장의사들의 증언에 따르면 요즘 시체들은 그다지 염을 할 필요가 없다고 합니다. 살면서 이미 엄청난 양의 방부제를 먹었기 때문입니다. 시체가 죽은 후에 부패하기 시작하는 시간이 옛날에 비해 훨씬 오래 걸린다는 말입니다. 각종 화학첨가물 범벅인 잡동사니(공장음식)를 먹은 결과입니다.

인간의 소화기관은 식도에서 시작해서 소장과 대장을 거쳐 항문으로 이어지는데 무려 10m(건물 3층 높이)에 달합니다. 장의 지름이 작은 것을 소장(길이는 6~7m)이라 부르고, 지름이 큰 것을 대장(길이는 1.5m)이라 부릅니다. 우리가 독성 가득한 잡동사니 음식을 먹으면 우리 몸이 독소에 저항하면서 소화액을 비롯한 각종 점액을 분비합니다. 독소가 적으면 몸이 스스로 땀과 대변과 호흡으로 배출할 수 있습니다.

그런데 갑자기 더 많은 잡동사니 음식이 뱃속으로 쏟아집니다. 그러면 소장과 대장을 포함한 소화기관에 쓰레기가 넘치는데 지방 속에라도 저장해야 살 수가 있습니다. 독소가 혈관과 뇌 속으로 파고들면 사망 위험이 있기 때문입니다. 다음 날 또 다른 쓰레기가 들어오면 용량을 초과하는데, 이제 새로운 지방(각종 육류와 공장음식에 포함된)을 먹어서라도 이를 저장하려고 몸이 반응합니다. 내장지방, 바로 뱃살의 원인입니다.

장(위장과 소장과 대장 등) 밖에 쌓이는 지방을 내장지방이라고 합니다. 의사들은 내장지방이 위험하다고 말하지만 사실 장 안쪽의 지방 또한 매우 위험합니다. 소장은 지름이 약 3cm이고 대장의 지름은 약 5~8cm인데요. 배둘레햄의 지름이 넓은 배불뚝이의 경우 대장의 지름이 25cm가 넘는 경우도 있습니다. 그러나 이렇게 대장의 지름이 넓어도 배설물이 통과하는 통로는 겨우 연필 하나가 지나갈 정도로 좁은 경우가 흔합니다. 쓰레기가 장의 안과 밖에 지방의 형태로 쌓이는데, 계속해서 쓰레기가 몸속으로 들어오는 것, 바로 고도비만입니다.

저도 가끔 고도비만인 분들에게 단식을 권하기는 하지만, 지속 가능하지 않다는 점에서 문제가 없지 않습니다. 빠른 시간에 체중을 줄이기를 원하신다면 물만 먹는 완전 단식 대신에 주스 단식(무첨가 주스만 허용하는)을 권해드립니다. 우리가 음식을 먹게 되면 그것을 소화하기 위해 엄청난 에너지가 필요합니다. 주스 단식과 함께 과일 단식(100% 과일만 먹는)을 하게 되면 생명에 필요한 효소와 비타민과 미네랄을 섭취하는 반면, 소화 에너지를 배출에너지로 전화시킬 수 있어 단기간의 다이어트로 더 이상이 없다는 점을 분명히 말씀드립니다.

그러나 빨리 빠진 살은 빨리 다시 쩐다는 점을 명심하실 것을 부탁드립니다. 당신이 고도비만자라면 집 안 대청소를 대대적으로 한답시고 소중한 장식장과 도자기를 깨지 마시고, 한 걸음씩 한 걸음씩 채소와 과일과 무첨가 주스로 6개월 1년 계획으로 실천하십시오. 몸속에 잡동사니 음식을 더 이상 들여놓지 마시고 몸속에 덕지덕지 달라붙은 독소와 지방을 배출하십시오. 한 달에 1kg씩만 빠져도 1년이면 12kg입니다. 몸의 변화를 서서히 느끼면서 10년 넘게 다시는 살이 찌지 않는 몸으로 살아갈 수 있다고 제가 장담합니다.

부잣집에는
잡동사니가 없다

제가 옛날에 아파트를 보러 다닐 때의 일입니다. 소형 아파트 일수록 물건을 밖에 내놓아 보관하는 경우를 많이 보았습니다. 어떤 아주머니는 아파트 꼭대기 층에 사셨는데 계단 비상구 옆에 트럭 한 대분의 짐을 보관하고 있어 놀란 적이 있습니다. 언뜻 보니 각종 이불과 옷가지에다 화분과 김치 항아리까지 쌓여 있었습니다. 집이 소형인데도 거대한 냉장고와 또다시 거대한 김치냉장고가 집 면적의 3분의 1을 차지하고 있었습니다. 사람이 주인인지 짐과 냉장고가 주인인지 모를 정도였습니다.

몇 년 전 제 친구에게 전화가 와서, 자기 아버님이 건강 상담을 원하니 함께 식사하자고 해서 일식집에 간 적이 있습니다. 70대 중반의 친구 아버님은 아주 정갈한 외모에 건강해 보이셨습니다. 저는 병원에 가지 않는 것, 그리고 건강에 대해 염려를 안 하는 것이 최고의 건강 비법이라고 말씀드린 기억이 있습니다. 의학지식이 풍부한 환자는 아는 것이 병이 되어 '운명이 다하기도 전에 미리 죽는' 경우가 있으니 가능하면 의사와 병원을 멀리하라고 말씀드렸습니다.

또한 현재 105세(2024년 기준)이신 연세대 명예교수이자 철학자인 김형석 교수님께서도, 본인이 현재까지 건강을 유지해 온 비결로 '평생 건강검진을 받아본 적 없음'을 꼽았다는 말씀을 마지막으로 드렸던 기억이 있습니다. 코스요리가 계속해서 나오는데도 아버님은 겨우 초밥 5개와 죽 한 그릇만 비우셨습니다. 누군가 옆에서 '회장님'이라고 부르지 않는다면 아무도 그가 지방의 큰 갑부인 것을 눈치채지 못했을 것입니다.

단순함을 실천하는 부자들은 끝도 없이 나옵니다. 수없이 많은 가전제품을 디자인한 디자이너들의 아버지 디터 람스Dieter Rams는 '적을수록 더 아름답다'Less but Better라고 말합니다. 다큐멘터리 영화 〈디터 람스〉를 본 적이 있는데요. 성공한 사업가이자 디자이너인데도 작은 정원이 있는 소박한 집에 사는 것을 보고 감명을 받았던 적이 있습니다. 세계 부자 순위를 발표할 때마다 1, 2위를 다투는 세계적인 갑부 워런 버핏Warren Buffett의 별명은 '오마하의 현인'

입니다. 미국 중서부 오마하Omaha라는 작은 도시에 사는 현자賢者라는 뜻입니다.

오마하는 그의 고향입니다. 그의 집은 뉴욕이나 할리우드에 있는 대저택이 아닙니다. 1957년 스물일곱 살 때 한국 돈 약 3천만 원에 구입한 평범한 고향 집에서 아직도 살고 있습니다. 갑자기 졸부가 된 수없이 많은 스타가 30~40대에 대저택에서 마약과 함께 비명횡사했지만, 그는 올해 만 93세인데도 투자계의 거물로 정정하게 활동하고 있습니다.

58kg → 49kg 감량,
이제 딸 옷을 같이 입는다

(김재영, 경기도 광주시, 55세 여성)

아이를 무려 4명이나 낳은 다둥이 엄마입니다. 위로 3명은 자연분만을 했지만 막내는 50대에 제왕절개로 늦둥이를 출산했습니다. 작년 3월 신우신염(박테리아 감염)에 걸려서 신장내과를 정기적으로 다니기 시작했습니다. 병원에서는 혈압과 콜레스테롤이 높고 고지혈증이 있다고 했습니다. 작년에는 왼쪽 무릎도 아프고 비문증이 생겨 많이 놀랐습니다.

우연히 조승우 원장님의 동영상을 보고 '이거다' 싶어 채소과일식을 시작했습니다. 벌써 6개월이 지나갑니다. 처음에 오전에는 CCA 주스를 먹었지만 점심과 저녁은 일반식을 했습니다. 그러다 아침에 주스만 먹었는데도 몸 상태가 좋아지자 본격적으로 해볼 생각으로 조금 빡세게 실천했습니다. 요즘은 16시간 공복 유지 후 낮 12시 지나 점심은 CCA 주스와 함께 채소와 과일 위주로 먹고 저녁만 일반식을 하고 있습니다. 일반식이라고 해도 라면 · 커피 · 유제품 · 튀긴 음식은 거의 먹지 않고 있습니다. 5살 아이도 아침에는 CCA 주스를 먹이고 과일도 먹이는데 아주 잘 먹는 것이 신기합니다. 6개월 만에 너무도 많은 것이 달라졌습니다.

첫째, 먼저 불면증이 사라졌어요. 막내를 재우고도 잠이 안 와서 새벽까지 잠 못 드는 경우가 많았는데요. 채소과일식을 시작한 이후로 이런 증상이 모두 사라지고 잠드는 시간이 빨라졌습니다. 지금까지 한 번도 잠 못 자는 때가 없어서 저도 신기합니다.

둘째, 저절로 다이어트가 되었어요. 항상 불만이던 뱃살이 확실히 사라졌습니다. 58kg 인생 최고 체중에서 49kg대에 돌입한 이후 계속해서 49kg 체중을 유지하고 있습니다. 성인이 된 딸들과 같이 옷을 입을 수 있어서 즐겁습니다.

셋째, 가끔 마시던 커피도 작년 6월부터는 아예 안 마시게 되었어요. 〈완전 배출〉 책에 선크림 안 좋다고 해서 안 바르고도 올여름 잘 지냈습니다. 변비도 사라졌고 피부가 맑아졌으며 겨드랑이에 쥐젖이 있어 불편했는데 독소가 완전히 배출되어서 그런지 눈치 채지도 못한 사이에 사라졌습니다.

과일은 살찐다는 가짜뉴스에 속았던 제가 부끄럽습니다. 지금은 무조건 채소와 과일을 우선순위로 먹으면서 행복한 삶을 누리고 있습니다. 내년 3월에 검진이 있는데요. 이제 더 이상 혈압·콜레스테롤·고지혈증 등의 수치가 두렵지도 궁금하지도 않습니다. 마음껏 먹으면서 건강하게 사는 법을 알았기 때문입니다.

– 네이버 예방원 카페, 완치 비만 사례 중에서

7장

살찌는 음식
살 빼는 음식

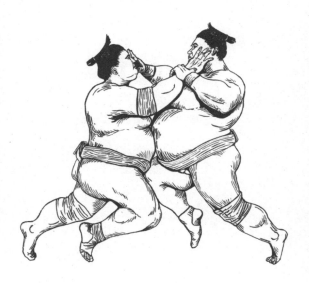

::

우리 인간이 필요 이상으로 살이 찌는 이유는 독성노폐물 때문입니다.

이 노폐물이 몸 밖으로 빠져나가지 못하면

우리 몸에서 가장 안전한 지방(배와 턱과 허벅지 등)에 저장합니다.

이렇게 독성노폐물이 지방에 축적되면 함량 초과가 됩니다.

그렇게 빠져나가지 못하고 늘어나면

이제 수분이라는 친구를 불러 또 저장합니다.

그것이 출렁출렁 물살입니다.

나도 처녀 적엔
날씬했었다고?

　사람들과 대화하다 보면 '내가 왕년에'라는 말을 자주 듣게 됩니다. '노인은 반성하지 않는다'라는 말이 있는데요. 나이가 많은 사람일수록 '내가 왕년에'라는 말을 자주 하며 자신을 내세웁니다. 현재가 불행한 사람에게 나타나는 공통적인 현상입니다. 나이 드신 분 중에 비만인 여성분들은 '나도 처녀 적엔 날씬했다'라는 말을 하시며 옛날 사진을 보여줍니다. 산속의 자연인들에게 혼자 사는 이유를 물으면 많은 분이 'IMF 때문'이라든가 '빚보증을 잘못 서서'라는 말들을 흔히 합니다.

　IMF 외환 위기기가 1997년도이고 무려 26~7년이 지났는데도 아직 과거에 붙들려 사시는 분들이 많습니다. 사기당한 사람의 특징 중의 하나는 '과도한 욕심'입니다. 그 욕심 때문인데도 불구하고 '신이 내게 주신 시련'이라고 포장하는 사람도 있습니다. 외부의 평계를 대면 해결책이 안 보입니다. 성장기인 여고 시절에 날씬하지 않은 분들이 얼마나 되겠습니까? 현재의 처지를 외부의 탓으로 돌려서는 절대 행복할 수 없다는 것이 제 생각입니다. 저는 지금 과거에 붙들려 살면 앞으로 나아갈 수 없다는 말을 하고 있습니다.

한 번은 밥 먹으러 들른 식당에서 아르바이트하는 청년과 우연히 대화하게 되었는데요. 자기가 오래전에 무려 자격증을 7개나 땄었노라고 자랑했습니다. 핸드폰에 저장된 자격증 사진들을 자랑스럽게 보여주었습니다. 누구에게는 그것이 자랑으로 들렸을지 몰라도 저에게는 '해도 해도 안 되네요'라는 말로 들렸습니다. 과거 7개의 자격증은 지금 당장 별 도움이 안 된다는 뜻과 다름이 없습니다.

한국 직업능력연구원에 의하면 한국에는 무려 5만 1,373개의 자격증이 있다고 알려져 있습니다. 이 중에서 강사 자격증의 종류만 해도 1,215개나 된다고 합니다. 당신이 그 분야의 프로가 되어 강사 자격증을 딴다고 해도 취업을 장담할 수 없습니다. 당신은 자격증 비즈니스의 희생양이 될 수밖에 없습니다. 의사도 자격증이 한 개고 변호사도 자격증이 한 개이며 자수성가한 갑부들은 아예 그 흔한 자격증조차 없습니다. 취업이 어렵다 보니 자격증이라도 따겠다는 그 노력은 높이 삽니다. 그러나 7개나 되는 자격증을 가지고도 식당에서 일을 하고 있다면, 새로운 계획을 세우는 것이 더 좋겠다는 것이 제 생각입니다.

왕년에 날씬했다고 처녀 시절 사진을 내미는 것은 현재의 비만을 역설적으로 증명하는 것입니다. 왕년의 자격증도 필요 없고 왕년의 사진도 필요 없습니다. 당신은 지금의 멋진 모습으로 자신을 증명해야 합니다. 〈사장학개론〉과 〈돈의 속성〉을 쓴 재미교포 사업가 김승호 회장은 돈을 벌기 위해서 어떤 일을 해야 하느냐고 묻는 젊은이들에게 '먼저 자신을 증명해 내라'고 말합니다. 그러니까 젊은이들이 '자기가 좋아하는 일을 할까요, 잘하는 일을 할까요?'라고 물을 때마다 좋아하는 일이나 잘하는 일을 하기 전에 먼저 자기 능력을 증명해 내고, 그다음에 잘하는 일이나 좋아하는 일을 하라는 말이었습니다.

사람들은 수없이 서로 다른 다이어트를 실천하지만 결국 제자리로 돌아옵니다. A라는 다이어트를 하다가 실패해서 B라는 다이어트를 실천해 보았지만, 살이 빠지는 듯하다가 다시 원위치로 돌아오거나 더 살이 찝니다. 그리고 '해도 안 되네요'라며 남의 탓으로 돌립니다. 그것은 무슨 요법에 지나지 않기 때문입니다. 한때 5~10kg 빠졌다가 다시 원위치로 돌아온 시중의 상업적인 다이어트는 지금 잊으시기를 바랍니다. 진실이 아니기 때문입니다.

호모 사피엔스는
무엇을 먹는 동물인가?

    야생의 소와 말과 사슴은 오늘도 풀을 먹고 내일도 풀을 먹습니다. 야생의 사자와 호랑이와 늑대는 오늘도 고기를 먹고 내일도 고기를 먹습니다. 인간과 유전자가 99.6% 유사한 침팬지는 오늘도 내일도 과일과 나뭇잎을 먹습니다. 침팬지와 유전자가 0.4% 다르지만 우리 호모 사피엔스는 불을 발명해서 곡물과 육류를 익혀 먹으면서 진화했습니다. 불과 0.4%의 유전자 차이가 이렇게 식습관을 갈라놓았습니다.

    인간과 침팬지를 비교할 때 개와 늑대를 비교하는 것은 시사하는 점이 매우 많습니다. 개와 늑대의 유전자는 0.04% 차이를 보입니다. 그러니까 99.96%가 유사합니다. 늑대의 소화기관은 생고기를 분해하는 데 특화됐습니다. 그런데 개의 경우 약 3~4만 년 전 인간에 의해 길러지면서 인간이 먹는 음식을 함께 먹게 되었습니다. 육식동물에서 잡식동물로 진화한 것입니다. 그래서 개는 다양한 곡물의 탄수화물을 분해하는 소화액 아밀라아제가 분비됩니다. 고구마를 구워주면 달려들어 덥석 받아먹는 개도 있고, 심지어 어떤 개는 주인이 먹던 사과를 주면 아삭아삭 씹어 먹기도 합니다.

이렇게 DNA 염기서열이 변화하지 않은 상태에서 유전자 기능의 변화가 유전되는 현상을 우리는 후성유전학Epigenetics이라고 부릅니다. 호모 사피엔스도 침팬지에서 갈라져 나왔지만 그들이 맛있게 먹는 나뭇잎은 먹지 못합니다. 그 대신 불에 익혀 다양한 탄수화물 식품(고구마·감자·통곡물 등)을 먹게 되었습니다. 수십에서 수백만 년 동안 후성적으로 유전적 변화를 일으켰기 때문입니다.

전문가들에 의하면 개에게 늑대 식단인 생고기를 제공하면 단백질 과다로 질병에 걸릴 것이라고 경고합니다. 반면 늑대에게 개의 사료를 준다면 단백질 부족에 시달릴 것이라고 설명합니다. 둘은 식사 습관도 다릅니다. 개들은 인간처럼 조금씩 규칙적으로 먹지만 늑대들은 몇 끼의 고기를 한꺼번에 먹어 치웁니다. 야생의 늑대는 사냥이 언제 성공할지 모르는 데다 먹을 것을 구해도 같은 무리에게 빼앗기기 때문에 매번 폭식합니다. 또한, 늑대의 신체는 영양분을 잘 비축하므로 사냥에 실패해 굶더라도 12일가량 버틸 수 있습니다. 3만 년 동안 0.04%의 유전자 변화가 개와 늑대의 음식 습관을 후천적으로 이렇게 바꾸어 놓았습니다.

인간이 무엇을 먹는 동물인가를 확인하는 방법은 아주 많습니다. 굳이 진화론을 거론할 필요도 없습니다. 당신이 오늘 점심때 삼 겹살을 먹었다면 저녁에 삼겹살이나 불고기를 먹고 싶어지지 않을 것입니다. 점심때 동태탕을 먹은 사람은 저녁에 갈치조림이 당기 지 않을 것입니다. 이미 지방과 단백질을 충분히 흡수했기 때문에 질리는 현상입니다. 그러나 아침과 점심에 과일과 샐러드를 먹은 사람도 점심과 저녁에 과일과 샐러드를 먹을 수 있습니다. 점심에 밥과 김치를 먹은 사람도 저녁에 밥과 김치를 또 먹을 수가 있습니 다. 당신은 채소와 과일과 밥과 김치가 물려서 도저히 먹을 수가 없 다는 사람을 보았습니까?

침팬지가 인간의 조상이니 과일과 나뭇잎만 먹어야 한다고 주 장하는 것이 아닙니다. 채식주의자와 육식주의자를 구분해서 논쟁 하고 싶은 마음도 전혀 없습니다. 호모 사피엔스는 잡식동물이라고 해도 반대하지 않습니다. 그러나 한 가지 인간의 유전자에는 채소 와 과일을 먹고 진화해 온 유전자가 뿌리 깊이 박혀 있다는 겁니다. 살아 있는 음식을 몸에 넣어주면 에너지가 넘치고, 그 넘치는 에너 지로 몸속 찌꺼기와 노폐물을 배출해서, 요요 없이 날씬한 몸을 평 생 유지할 수 있다는 사실은 양보할 수 없습니다.

소화 시간이 짧을수록
살이 빨리 빠진다

우리 몸속으로 들어가는 것에는 어떤 것들이 있을까요? 첫째 가 공기이고 둘째가 물이고 셋째가 음식입니다. 그것 없이는 살 수 없는 순서 또한 공기 ➡ 물 ➡ 음식 차례입니다. '333 법칙'이라는 것이 있습니다. 인간은 공기 없이는 3분, 물 없이는 3일, 음식 없이 는 3주밖에 생존할 수 없다는 이론입니다. 당연히 우리 몸에 가장 중요한 순서가 공기 ➡ 물 ➡ 음식 차례입니다.

이 세 가지 이외의 것을 몸속에 넣는 동물은 지구상에 없습니다. 공기와 물은 소화라고 할 것도 없이 빠른 시간에 몸속에 들어가 자기의 임무를 마치고 밖으로 배출됩니다. 이산화탄소와 소변의 형태로 배출되는 데 시간이 얼마 걸리지 않습니다. 저는 지금 몸속으로 들어와 빨리 소화되는 것들이 호모 사피엔스의 몸에 적합한 음식이며 살을 빼는 음식이라는 말을 하기 위해 이 글을 쓰고 있습니다.

우리가 음식을 먹으면 입 ➡ 식도 ➡ 위장 ➡ 소장 ➡ 대장 ➡ 항문 순서로 이동합니다. 우리가 일반식을 할 경우 입에서 식도를 거쳐 위장에 도달하는 데는 10초면 충분하고요. 위에서는 5~8시간 정도, 소장에서 8시간, 대장에서 10시간 정도 머무릅니다. 그런데 우리가 1번 산 음식+2번 통곡물 위주로 식사하면 저녁에 먹은 음식물의 찌꺼기를 아침에 그대로 완전히 배출할 수 있습니다. 채소와 과일이 장의 세정작업 역할을 하고 식이섬유가 풍부한 통곡물이 빗자루 역할을 해서 쓰레기를 완전히 배출해 냅니다. 의심스러

음식의 종류	소화 시간
(1) 산 음식(채소, 과일, 무첨가 주스 등)	5~30분
(2) 익힌 통곡물(현미밥, 나물, 고구마, 감자 등)	2~3시간
(3) 각종 육류(고기, 생선, 계란, 우유, 유제품 등)	5~8시간
(4) 공장음식(빵, 과자, 케이크, 라면 등)	7~8시간
(5) 가공육(소시지, 햄, 베이컨 등)	12시간 이상

| 도표 5 | 살 안 찌는 음식의 순서와 소화 시간

우시다면 오늘 저녁 사과 몇 개만 드시고 잠에 드시기를 바랍니다. 아침이면 사과 향 가득한 변을 볼 수 있다고 100% 장담합니다. 아무리 심각한 변비 환자라고 해도 2주 정도만 실천하면 매일 황금색 변을 볼 수 있다고 저는 주장합니다.

그런데 우리가 2번 육류+3번 공장음식+4번 가공육이 포함된 식사를 하게 되면 소화되기까지 12시간 이상이 걸립니다. 여기에서 소화가 되는 시간이라고 하면 위장에서 머무는 시간을 말합니다. 소장과 대장에 머무는 시간까지 포함하면 아무리 빨라도 24시간 이내에 배출하기 힘듭니다. 물론 소화가 된다고 해도 바로 배출이 되는 것은 아닙니다. 배설물로 나오는 데까지는 빠르면 하루, 최대 5~7일까지 소요될 수도 있습니다.

여기서 주목해야 할 것은 4번 공장음식+5번 가공육입니다. 여기에는 방부제+산화방지제+착색제+인공감미료+화학조미료 등이 무자비하게 투하됩니다. 이 첨가물들은 호모 사피엔스의 진화 과정 700만 년 동안 한 번도 접해보지 못한 독성물질들입니다. 인간뿐만 아니라 지구상의 어떤 동물도 당해낼 재간이 없습니다. 당연히 현명한 우리 몸은 이것을 배출해 내려 안간힘을 씁니다.

또한 3번 각종 육류+4번 공장음식+5번 가공육은 왼쪽 도표에서 볼 수 있듯이 소화 시간이 길기 때문에 위장+소장+대장에 오래 머물게 됩니다. 이 음식물은 부패하면서 몸속에 독소를 뿜어댑니다. 사자와 같은 육식동물은 동물의 사체에서 뿜어져 나오는 독성물질이 장에 오래 머무는 것을 피하려고 길이가 짧은 장(장의 길이가 몸길이의 네다섯 배)으로 진화했습니다. 초식동물(침팬지와 호모 사피엔스 포함)의 경우 장에 오래 머물지 않기 때문에(과일과 채소와 풀에 독성물질이 거의 없기 때문에) 길이가 긴 장의 형태로 진화했습니다. 장의 길이가 몸길이의 10배 정도입니다. 그런데 그 길고 긴 장 속에 각종 육류와 독성물질 가득한 음식이 들어오면 결국 사달이 나고 맙니다. 터널처럼 길고 긴 장이 '독가스실'이 된다는 말입니다.

현명한 우리 몸은 독소들을 하루에 처리할 수 없기 때문에 일단 지방에 저장해 둡니다. 다음 식사에 또 독소가 들어오면 초과한 독소를 저장하기 위해 더 많은 지방을 몸속으로 불러들이게 됩니다. 지방을 몸속으로 불러들인다는 말은, 자꾸 기름진 음식이 당긴다는 말입니다.

예를 들어 당신이 술(독성물질)을 마시면 자꾸 튀긴 치킨이나 돼지 수육과 같은 기름진 음식을 함께 먹고 싶어진다는 말입니다. 독성물질이 뇌와 심장에 들어가면 바로 사망이기 때문에 살기 위해 기름진 음식을 불러들입니다. 그다음 날 또다시 독소가 들어오면 이제 용량초과를 해결하기 위해 지방의 친구인 수분을 불러들이게 됩니다. 독소 ➡ 지방 ➡ 수분의 연결고리가 형성되는데요. 이

1단계	당분을 섭취하면 소화가 시작된다.
2단계	장의 벽을 통과하여 혈류로 들어간다.
3단계	그 다음 혈류에서 나와서 세포로 부드럽게 이동한다.

| 도표 6 | **당분이 우리 몸을 통과하는 3단계 과정**

것이 비만의 이유입니다. 출렁거리는 살을 물살(만성 부종)이라고
부르는 이유이기도 합니다.

앞의 도표 5의 3번 각종 육류, 4번 공장음식, 5번 가공육 이 세
가지의 또 다른 문제점(가장 큰 문제점)은 과도한 지방입니다. 육류
와 빵과 라면과 소시지 등에는 인간이 한꺼번에 소화할 수 없는 과
도한 지방이 함유되어 있습니다. 이 음식들은 특히 혈당에 문제가
생긴다는 점을 주목해야 합니다. '과일이나 고구마(1번+2번)에는
당이 많아 당뇨를 유발하지 않나요?'라고 질문하시는 분을 위해 지
방과 당뇨에 대해 말씀드리겠습니다. 우리가 먹는 당분이 세포의
연료로 쓰이기 위해서는, 위의 도표 6과 같이 3단계를 거쳐 우리
몸을 통과합니다.

이 과정(1단계부터 3단계까지)은 불과 몇 분 안에 신속하게 이
루어집니다. 그러나 당신이 기름기 가득하고 진득진득한 고지방
음식을 먹으면 당분이 2단계에서 멈추게 됩니다. 당분이 장의 벽
을 통과해서 혈류 속으로 들어간 다음 세포 속으로 들어가지 못한

다는 말입니다. 기름기 진득한 프라이팬이 뜨거운 물로도 잘 씻기지 않는 이유와 똑같습니다. 당연히 우리 몸은 음식 속의 당분을 끄집어내서 세포 속으로 집어넣기 위해 안간힘을 다합니다. 혈류 속에 지방과 함께 범벅이 된 당분은 혈액 속에 축적됩니다. 세포 속으로 들어가지 못한 당분은 결국 혈당을 올리게 됩니다. 또한 이런 과정은 우리 몸을 매우 피로하게 만들어 신진대사를 늦추고 결국 질병으로 이어집니다. 당뇨병뿐만 아니라 피로 누적과 칸디다증 Candidiasis(곰팡이가 일으키는 다양한 감염성 질환)의 원인이 된다는 말입니다. 혈액 속에 당분과 기름기가 가득해서야 어찌 살을 뺄 수 있겠습니까?

당신은 당뇨병 환자 대부분이 고지혈증 환자라는 사실을 아십니까? 가톨릭대 서울성모병원 연구팀이 당뇨병 환자 4,311명을 대상으로 연구 결과를 발표했는데요. 국내성인 당뇨병 환자의 83.3%(여성 88.3%, 남성 78.1%)가 고지혈증을 동반한 것으로 밝혀졌습니다. 그런데 대부분의 당뇨병 환자가 자신이 고지혈증인지를 모르고 있었습니다. 본인이 당뇨병 환자라는 사실에 너무 집중하고 있기 때문입니다. 연구팀은 당뇨병 환자는 건강인에 비해 심혈관질환 발생 위험이 2~4배 높다고 발표했습니다. 저는 당뇨의 원인이 과도한 지방 흡수라고 자신 있게 말할 수 있습니다.

당신이 단기간에 살을 빼기 원하시면 1번 산 음식을 위주로 드십시오. 그리고 당신이 요요현상 없이 평생 살 안 찌는 몸을 가지고 싶으시다면 1번 산 음식+2번 통곡물 위주로 드시기를 바랍니다. 그렇다고 해서 완전 채식을 해야만 한다고 고집하시면 실패하기 십상입니다. 친구 관계도 사회생활도 불편해집니다. 공자는 '남과 화목하게 지내되 줏대 없이 따르지 말라'며 화이부동和而不同을 말씀하셨습니다. 생일이나 명절날에 이것저것 섞어서 먹는다고 해서 신(자연)은 당신을 매정하게 내치는 법이 없습니다. 다음날 산 음식으로 씻어내면 그만입니다. '우리 몸은 항상 내 편'이라는 점만 명심하고 유연하게 대처하시기를 바랍니다.

저는 채식, 그중에서도 산 음식을 강조하지만 당신에게 엄격함을 강요하고 싶은 생각은 없습니다. 지나치게 엄격하면 반드시 실패하기 때문입니다. 그래서 제가 7대 3의 법칙을 강조하는 것입니다. 7을 산 음식으로 먹고 3을 일반식으로 하라는 말입니다. 공자는 또한 '물이 너무 맑으면 물고기가 없고 사람이 너무 살피면 따르는 무리가 없다'水至淸則無魚 人至察則無徒고 말씀하셨습니다. 자연수를 증류한 것을 증류수라고 합니다. 그러니까 순수한 H_2O인 셈입니다. 무색투명하고 무미·무취한 증류수는 화학실험과 의약품 따위에 쓰이는데요. 바로 이 증류수에서는 물고기가 살 수 없습니다. 헬렌 니어링은 〈소박한 밥상〉에서 다음과 같이 말하고 있습니다.

하지만 나는 엄격한 채식이면서 아내를 구타하는 자보다는 육식을 하지만 친절하고 사려 깊은 사람이 낫다는 간디의 말에 전적으로 동의한다. 한 엄격한 채식인(이제 막 열광적인 채식인이 된 사람)을 알았는데, 한번은 우리를 식사에 초대해 놓고 아내와 딸을 심하게 무시했다. 결국 그는 가족들은 두고 혼자서 우리에게 식사를 대접했다. 이 고약한 강성론자는 먹는 법은 제대로 배웠는지는 몰라도 사는 법은 아직 배울 게 많았다.

비만과 당뇨의 1등 공신은
햄과 소시지(가공육)

우리나라에서는 50~60년대까지만 해도 미군 부대에서 몰래 빼낸 햄과 소시지를 도깨비시장에 내다 팔아 돈을 벌던 사람들이 있었습니다. 우리는 '미제 아줌마'라고도 불렀고 'PX 아줌마'라고도 불렀습니다. 미군들이 먹다 버린 햄과 소시지 찌꺼기에 각종 채소를 섞어 끓여 먹었던 것이 바로 부대찌개의 원조입니다. 학교에 도시락을 싸가지고 다녔던 70~80년대까지만 해도 '돈 좀 있는 집 안의 아이들'이 반찬으로 싸 오던 부러운 음식이 햄과 소시지였습니다. 그 '흰옷을 입은 악마'의 정체가 밝혀지는 데까지 참으로 오랜 시간이 걸렸다는 사실이 참 안타깝습니다.

최근 국제학술지 〈영양저널〉The Journal of Nutrition 최신호에 한국

연구팀의 논문이 실렸습니다. 고려대 오하나 교수 연구팀은 경기도에 거주하는 40~69세 7,430명을 대상으로 초가공식품 섭취와 비만과 질병에 대한 장기간에 걸쳐 연구를 진행한 결과 뚜렷한 연관성을 밝혀냈습니다.

초가공식품인 햄·소시지·아이스크림·라면 등의 섭취량이 많을수록 제2형 당뇨병이 발생할 위험이 컸는데요. 특히 햄·소시지가 미치는 영향이 가장 큰 것으로 밝혀졌습니다. 초가공식품이란 감미료·방부제·색소 등의 각종 식품첨가물이 들어 있고 가공과 변형을 가장 많이 한 식품을 말합니다. 대표적인 첨가물은 바로 아질산염Sodium Nitrite입니다. 부패한 육류를 분홍빛 색깔로 만들고 퀴퀴한 육류의 냄새를 없애기 위해 사용되는데요. 이 무시무시한 첨가물은 보건복지부가 자살 유발 물질에다 발암물질로 경고한 첨가물입니다. 자살을 유발하는 햄과 소시지를 소중한 우리 아이들에게 먹일 수는 없습니다.

이 실험에서 참여자들을 대상으로 103개 항목의 설문지를 사용해 2001~2002년부터 추적조사 시작해서 2019년까지 당뇨병 발병 여부를 관찰했습니다. 당뇨병으로 확인된 사례는 총 1,187명이었습니다. 그중에서도 당뇨병에 미치는 영향이 가장 큰 식품은 햄·소시지였습니다. 햄·소시지 섭취량이 1% 증가하면 당뇨병 발생 위험이 무려 40% 늘어나는 것으로 분석했습니다. 오하나 교수는 초가공식품 섭취가 비만과 고혈압과 당뇨로 가는 특급열차에 승선한 것과 다름없다고 밝히고 있습니다.

초가공식품들이 살을 찌게 하고 당뇨와 고혈압을 유발한다는 연구 결과는 산더미처럼 많습니다. 앞서 살 안 찌는 순서(1: 산 음식, 2: 익힌 통곡물, 3: 각종 육류, 4: 공장음식, 5: 가공육)를 언급한 바 있습니다. 1번부터 5번까지 각 순서의 차이점은 무엇일까요? 그렇습니다. 자연 상태의 '먹을 것'을 얼마나 가공했느냐의 차이입니다. 1번은 자연 상태 그대로입니다. 2번은 자연 상태를 한 번 익혔을 뿐입니다. 3번도 인간 DNA 관점에서 보면 상당한 문제가 있지만 4번과 5번은 그야말로 초가공식품입니다. 요즘에는 햄과 소시지를 초초가공식품이라고 부르기도 하는데요. 저는 이에 적극 동의합니다.

그냥 공장음식, 그냥 가공식품이 아니라는 말입니다. 그야말로 수없이 많은 합성화학물질 범벅이라는 점을 강조합니다. 저는 세상에서 가장 나쁜 음식이 독약 다음에 가공육이라고 주장합니다. 가공육에는 너무도 많은 화학물질이 첨가되는데요. 색깔을 선명하게 보이게 하는 발색제(핑크빛으로 보이게 하는) 아세트산나트륨Sodium Acetate과 고기를 오래 보존하게 하는 보존제(방부제)로 아질산염 등이 투하됩니다. 아질산염은 살충제의 원료이기도 합니다. 앞에 3장에서 제러미 리프킨의 〈육식의 종말〉에 언급된 '소를 살찌우는 법'에 대해서 얘기를 했는데요. 소를 그렇게 먹이는데 햄과 소시지의 원료가 되는 돼지를 어떻게 먹이는지 우리는 충분히 상상하고도 남습니다. 햄과 소시지는 그야말로 독성물질의 보물창고(?)인 셈입니다.

소나 돼지나 인간이나 살이 찌는 방식은 똑같습니다. 계속 강조하지만, 우리 인간이 필요 이상으로 살이 찌는 이유는 독성노폐물 때문입니다. 이 노폐물이 몸 밖으로 빠져나가지 못하면 우리 몸에서 가장 안전한 지방(배와 턱과 허벅지 등)에 저장합니다. 하루에 처리할 수 있는 노폐물이 10개인데 다음 날 15개가 들어오고 그 다음 날 20개가 몸으로 들어온다면 어떻게 되겠습니까? 이렇게 독성노폐물이 지방에 축적되면 함량 초과가 됩니다. 그렇게 빠져나가지 못하고 늘어나면 이제 수분이라는 친구를 불러 또 저장합니다. 그것이 출렁출렁 물살입니다.

오늘도 내일도 독성물질이 빠져나가지 못하는 이유는 무엇일까요? 그렇습니다. 새로운 독성물질이 계속 몸속으로 들어오기 때문입니다. 저장용량 초과입니다. 100kg 넘는 몸이 힘들어 침대에서 일어나지 못하다가 1년 만에 200~300kg이 되어 119를 불러도 밖으로 나오지 못해 문짝을 뜯었다는 미국의 뉴스를 가끔씩 접할 것입니다. 그들이 침대에 누워서 무엇을 먹었을지 상상해 보십시오. 모두 조금 전에 말한 3번, 4번, 5번 음식이라는 것은 초등학생도 상상할 수 있습니다. 당신은 과일과 채소와 현미밥과 나물을 주식으로 하면서 뚱보가 된 사람을 보신 적이 있습니까? 저는 한 명도 만나지 못했습니다.

산 음식은
어떻게 살을 빼는가?

저는 당신에게 묻습니다. "살찐 야생동물을 보셨나요?" 동물의 왕국이나 BBC 다큐멘터리를 보실 때, 초원의 말이나 사슴이나 사자나 호랑이 중에서 유난히 살찐 동물을 보셨습니까? 같은 種이라면 그들은 모두 비슷비슷한 체격과 체중을 유지합니다. 지구상에 150만~3,000만 종의 동물이 있는데요. 살이 찌고 마른 차이가 가장 현격한 동물이 있는데 바로 우리 인간, 호모 사피엔스입니다. 이 사람은 50kg인데 저 사람은 120kg입니다. 이 사람은 50kg으로 마라톤을 하고 히말라야에 오르는데, 저 사람은 120kg으로 방바닥을 기어다니다가 헉헉대며 침대에 오릅니다. 침대에 누워 빵과 피자와 콜라를 폭풍 흡입합니다. 어째서 이런 차이를 보이는 것일까요?

　굳이 비슷한 예를 든다면 바로 당신이 방에서 키우는 개와 고양이의 경우입니다. 개와 사촌지간이면서 유전자가 99.96% 유사한 늑대는 살아 있는 고기만 먹습니다. 그러나 집에서 키우는 개는 공장에서 만든 사료, 즉 죽은 음식을 먹습니다. 가끔 TV를 보면 배를 방바닥에 끌고 다니는 개와 고양이도 있습니다. 주인이 먹는 사료에 제한을 가하지 않으면 모두 '뚱보 강아지, 뚱보 고양이'가 될 수밖에 없습니다. 오죽하면 다이어트 사료까지 나왔겠습니까? 락토바실러스 가세리, 가르시니아 캄보지아와 같은 추출물 등을 넣어서 다이어트에 좋다고 광고까지 하고 있습니다. 인간과 하나도 다르지 않습니다.

　야생동물들은 모두 살아 있는 음식을 먹습니다. 누에는 뽕잎이 아니면 절대로 먹지 않습니다. 뽕잎이 조금만 시들어도 먹지 않습니다. 그것은 마치 호모 사피엔스가 상한 과일이나 상한 채소를 먹지 않는 것과 똑같은 이유입니다. 동물원에 갇혀 사육되는 사자는 죽은 고기를 받아먹기 때문에 몸이 약해집니다. 그래서 가끔 토끼를 산 채로 던져주지 않으면 마침내 죽는다고 동물원 사육사는 고백합니다. 죽은 고기는 변질되기 때문입니다.

　죽은 고기가 변질되는 대표적인 예가 바로 생선입니다. 우리가 생선에서 비린내가 난다고 말하지만 사실은 물고기 시체가 변질된 냄새입니다. 우리가 활어회를 먹을 때 비린내가 난다고 말하는 사람을 보았습니까? 어렵게 얘기하면 '생선 근육 속 삼투압을 조절하는 산화트리메틸아민^{TMAO}이, 생선이 죽으면서 미생물이나 효소에 의해 분해될 때 트리메틸아민^{TMA}으로 변하기 때문'입니다. 쉽게 얘기하면 '생선이 썩어가면서 나는 냄새가 비린내'입니다.

TV를 틀면 먹방 천지입니다. 생강과 레몬즙을 넣어서 돼지고기의 잡내를 잡아냈다고 식당 주인은 자랑합니다. 그러나 그것은 냄새만 제거했을 뿐 돼지의 사체 냄새입니다. 엄밀히 말하면 잡내에 마스크와 눈가리개를 씌웠을 뿐입니다. 돼지나 소를 도축하면 유통과정이 길어질수록 박테리아 증식으로 잡내가 생길 수밖에 없습니다. 냉장고나 냉동고에 넣어도 그곳의 공기와 접촉해서 그 동물 사체의 냄새가 날 수밖에 없습니다.

닭들 역시 현미를 좋아합니다. 몹시 굶주린 상태가 아니면 백미를 먹지 않습니다. 백미 역시 공장음식(가공식품)입니다. 완전체의 쌀(현미)이 공장에 들어가 강제로 껍질을 벗겼기 때문입니다. 백미만 계속해서 먹는 닭들은 일찍 죽게 됩니다. 이것을 닭의 백미각기증白米脚氣症이라고 합니다. 오랫동안 계속해서 백미만 먹이면 닭은 마비증을 일으켜 날갯죽지가 빠지기도 합니다. 비둘기가 뜰에 내려앉을 때 백미와 현미를 섞어 뿌려놓으면 현미만 먹습니다. 그리고 배가 부르면 날아가지만 배가 부르지 않으면 할 수 없이 백미를 먹습니다.

도시의 비둘기들은 모두 공장음식을 먹습니다. 과자도 먹고 빵도 먹습니다. 도시 비둘기들은 잘 날지 못합니다. 살도 많이 쪘고 몸 상태도 엉망이기 때문입니다. 당신이 궁금하시다면 산에 가셔서 산비둘기를 살펴보시기를 바랍니다. 털 색깔도 선명할뿐더러 모두 날씬하고 '구구구' 소리도 우렁차다는 사실을 금방 눈치챌 수 있습니다.

쥐도 마찬가지입니다. 몹시 굶주리면 백미라도 먹지만 섞어주면 현미밖에 먹지 않는 것이 본성입니다. 이것은 수많은 동물 실험을 통해서 틀림없다는 것이 확인되었습니다. 원숭이도 마찬가지입니다. 원숭이에게 현미와 백미를 섞어 주먹밥을 만들어주면 원숭이는 현미밥(덜 가공된)만 골라먹고 부스러진 백미 밥(더 가공된)은 나무 밑으로 떨어뜨립니다. 이것 또한 수십 번의 실험을 거듭해서 얻어진 결과입니다.

살아 있는 신체는 변질되는 법이 없습니다. 산 것에는 곰팡이가 피지 않는다는 말입니다. 당신의 몸이 건강하다면 곰팡이의 씨앗이 떨어져도 절대로 싹이 나지 않습니다. 버섯은 식물의 형태를 띠고 있지만 엄격한 의미에서는 균류菌類입니다. 그러니까 '자라난 종균種菌'입니다. 이 균 덩어리는 죽은 나무에서만 자랍니다. 죽은 나무에서도 자라고 수명이 다해서 죽어가는 나무, 즉 생명이 없는 곳에서만 자랍니다.

영국 의사 데니스 버킷Dennis Burkitt 박사는 이 1950년대에 우간다에서 살면서 밀림에 사는 동물들 대변의 양, 우간다 사람들과 유럽인들 대변의 양을 비교 분석한 것으로 유명합니다. 아프리카 원시림에 사는 사람들이 날씬하고 질병(특히 위장병·심혈관 질환·당뇨 등)을 앓지 않는 이유는 살아 있는 채소 때문임을 증명해 냅니다. 바로 그 채소들이 몸속 독소들을 더 빨리 배출시켜 주는 요인으로 작용했다는 뜻입니다.

> "유럽인들의 대변은 하루에 약 60g 정도지만, 우간다 사람들은 하루에 600g 정도였습니다. 그리고 음식이 몸을 완전히 통과하는 데 걸리는 시간도 유럽 사람은 100시간 정도지만, 우간다 사람들은 24시간 정도였습니다. (중략) 우리 몸은 지방을 임시 휴지통으로 사용하는 나쁜 습관을 지니고 있습니다. 약 잔여물, 세균, 찌꺼기, 환경 독소 등 온갖 것들을 지방 속에 저장하죠. 그래서 지방을 태우면 그런 독소들까지도 함께 제거되는 것입니다."

제가 누누이 강조한 대로 우리 몸 100조 개의 세포 중에서 약 3,300억 개는 매일 사망하는데 이 폐기물들이 완전히 배출되지 못할 경우 우리 몸속 지방에 달라붙어 저장됩니다. 그리고 그 독소가 초과하면 수분을 불러들여 다시 저장됩니다. 버킷 박사의 연구는 우리 인간이 산 음식(채소와 과일)을 위주로 먹어야 살이 빠진다는 사실을 증명하는 셈입니다.

CCA 주스는
어떻게 살을 빼는가?

저는 당신이 아침마다 믹서기로 갈아서 스무디 형태로 먹든 착즙기로 뽑아서 액체 형태로 마시든 어떤 주스라도 찬성합니다. 다만 마트에서 파는 상업용 주스는 모두 제외합니다. 사과(Apple)와 비트(Beet)와 당근(Carrot)을 넣어서 ABC 주스로 마셔도 좋고 사과와 당근을 넣어서 당근 주스를 마셔도 좋습니다. 셀러리 주스도 적극 찬성입니다. 그럼에도 불구하고 제가 굳이 CCA 주스를 추천하는 이유는 두 가지입니다. 첫째는 편리성이고 둘째는 '속 든든함'입니다.

첫째 CCA 주스 재료는 언제나 어느 곳에서나 구할 수 있습니다. ABC 주스의 경우 사과와 당근은 쉽게 구할 수 있지만 비트는 있는 곳도 있고 없는 곳도 많습니다. 그러나 당근(Carrot)과 양배추 (Cabbage)와 사과(Apple) 조합인 CCA 주스의 경우, 양배추는 쉽게 구할 수 있습니다. 양배추를 팔지 않는 마트는 한 곳도 없고 요즘엔 편의점에서도 소포장으로 팔기 시작했습니다. 세 가지 모두 저장성도 좋고 하우스 농사가 발달해서 사계절 구입이 가능합니다.

둘째 CCA 주스는 양배추가 들어가서 속이 든든합니다. 채소는 과일에 비해 소화 속도가 조금은 느린 편입니다. 소화 속도가 아주 빠른 사과에 소화 속도가 조금 느린 당근과 양배추가 들어갔기 때문에 CCA 주스를 아침에 충분한 양을 마신다면 군것질이 생각나지 않을 정도입니다. 제 경험으로 봐선 CCA 주스를 마신 후 점심때까지 배가 고픈 적이 거의 없었습니다. 특히 아침에 밥을 반드시 먹어야 한다고 주장하는 남편에게 꼭 권해 보십시오.

양배추는 오래전부터 식용은 물론 약용으로 사용된 채소입니다. 고대 이집트에서는 환자에게 사용했고 그리스 · 로마 시대에는 만병통치약처럼 사용했을 정도로 약으로서의 역사가 매우 깁니다. 양배추는 십자화과 채소인데요. 배추 · 무 · 양배추 · 브로콜리 · 케일 · 청경채 등 꽃이 십자 모양을 띤다고 해서 붙여진 이름입니다.

이 양배추를 포함한 십자화과 채소가 비만을 완치하는데 좋은 이유는 바로 설포라판Sulforaphane 성분 함량이 높기 때문입니다. 설포라판 성분은 항염 · 항암 · 항노화 뿐만 아니라 독소를 배출하는 디톡스 효과가 탁월해서 노폐물을 다량 배출하는 것으로 널리 알려져 있습니다. 저는 계속해서 '많이 먹어서가 아니라 독소가 쌓여서 살이 찐다'라고 강조해 왔는데요. 당신은 화학적으로 합성된 설포라판이 아니라 천연의 설포라판을 CCA 주스를 통해서 매일 섭취할 것을 당부드립니다.

저는 당근 1개+양배추 1/4개+사과 2개, 이런 조합의 착즙 주스가 좋았습니다. 그러나 믹서기로 갈아서 걸쭉한 스무디 형태로 먹는다면, 잘게 썬 다음 사과를 먼저 넣고 갈은 후에, 양배추와 당근을 넣어주시면 됩니다. 물조차 넣지 않은 상태로 드시는 것을 추천합니다. 요구르트나 우유를 넣는 것은 적극 반대합니다. 시중에서 판매되는 우유나 요구르트는 몽골 초원에서 만들어 먹는 것과 전혀 다릅니다. 상업적으로 제조하는 과정에서 각종 화학첨가물이 섞이게 됩니다. 음식을 이것저것 섞어서 먹으면 장에서 음식이 부패한다고 항상 강조합니다. '한 번에 한 가지 요리를 먹는 사람에겐 의사가 필요 없다'라는 스코틀랜드 속담이 괜히 있는 것이 아닙니다.

식당 쓰레기통에 채소와 과일 찌꺼기만 있으면 그런대로 냄새가 안 납니다. 그러나 고기와 채소와 과일과 각종 찌꺼기가 짬뽕으로 섞여 있으면 코를 찌르는 냄새가 납니다. 섞이면 부패하기 때문입니다. 탄수화물+단백질+지방을 섞어 먹으면 장에서 부패하는 이유를 굳이 각종 화학기호와 화학성분을 내보이면서 분석하고 증명할 필요를 전혀 느끼지 못합니다. 단순하게 생각해야 진실에 도달한다고 믿기 때문입니다.

제가 아무리 CCA 주스에 대한 진실을 말씀드려도 의심의 눈초리로 바라보는 분들이 여전히 많은 것도 사실입니다. 간과 신장에 안 좋다든가, 혈당이 상승해서 당뇨병의 위험이 있다든가, 갑상선 환자에게 안 좋다든가 하는 제도권의 루머에 현혹되어 고정관념과 편견의 알을 깨지 못하는 분들이 계십니다. 제가 단순히 책을 쓰고 유튜브만 하는 것이 아니라, CCA 주스에 대한 믿음과 신념을 갖지 못하시는 분들을 위해 제가 예방원 카페를 운영하는 이유이기도 합니다. 예방원 카페에 가셔서 CCA 주스와 채소과일식으로 질병과 비만에서 해방된 사람들의 수많은 후기를 직접 확인해 보실 것을 권합니다.

10kg 감량,
내가 변하자 가족들도 변하기 시작해

(김현숙, 경기도 의왕시, 55세 여성)

결혼 전엔 47kg으로 날씬했습니다. 두 아들을 낳고 서서히 불어난 몸무게는 줄어들지 않았습니다. 시어머니와 시동생 둘까지 함께 시작한 신혼은 녹록지 않았습니다. 잘해줘도 못 해줘도 시집살이는 스트레스였습니다. 점점 살이 찌자 자존감이 떨어졌습니다. 두 아이가 학교에 가고 시간이 생기나 했는데 어머니의 병치레가 시작되었습니다. 잦은 병치레와 반복되는 입원과 퇴원 모두 제 몫이었습니다. 어머니의 병이 오래될수록 살은 더 쪘고 헬스와 식단 관리, 걷기로 다이어트에 성공했지만 번번이 요요가 찾아왔습니다. 평생 할 수 있는 식습관이 필요했습니다.

어느 날 조승우 한약사님의 동영상을 보면서 이거다 싶어 〈완전 배출〉 책도 구매해서 읽었습니다. 제2의 인생이 시작되었습니다. 네이버 카페 예방원에 가입해서 느슨해지는 정신을 다잡았습니다. 처음에는 아침만 채소과일식을 했는데 살이 빠지고 몸이 가벼워지자 본격적으로 해보자는 의지가 생겼습니다. 아침은 채소과일식, 점심은 일반식, 저녁은 자연식물식(현미밥·통곡물·나물 등)을 실천했습니다. 특히 탄산수·커피·술·배달 음식 등을 식단에서 완전히 배제하려고 노력했습니다.

가족들의 변화도 시작되었습니다. 큰아이는 아침만 채소과일식을 하면서 술·과자·배달 음식을 줄였는데 10kg 이상 감량(체중은 잘 안 알려줌)했습니다. 눈으로 봐도 얼굴이 갸름해지고 옷들이 헐렁해졌습니다. 요즘은 만나는 친구마다 방법을 묻곤 한답니다. 작은 아이는 큰아이의 변화를 보면서 빵·과자·배달 음식을 줄였고, 야근 후 퇴근한 아침에 제가 준비해 준 CCA 주스와 과일 한 접시를 아무런 불평 없이 잘 먹고 있습니다. 남편은 큰 기대를 하지 않았는데 2kg 빠졌고 매일 마시던 술을 주말에만 마시기로 저와 약속했습니다.

2023년 1월 19일 무작정 시작했는데 벌써 1년이 지났습니다. 그렇게 빠지지 않던 살이 10kg이 빠지고 세상을 바라보는 시선과 마음가짐이 많이 달라졌습니다. 음식이 몸을 바꾸고 영혼을 바꾼다는 말을 실감하고 있습니다. 제 몸과 마음이 변하니 가족들도 변

하기 시작했습니다. 내가 변했다고 주위 사람들을 다그치지 않고
한 걸음 한 걸음 진실을 향해 나아가렵니다.

- 네이버 예방원 카페, 완치 비만 사례 중에서

| 8장 |

다이어트할 때
궁금한 질문들

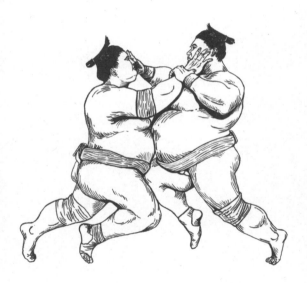

: :

상업자본가들은 석유의 콜타르에서 추출한 물질의 분자구조를 바꾸고,

각종 화학첨가물과 약간의 과일 가루를 혼합한 다음,

글리세린 캡슐에 담아 비타민C로 둔갑시켰습니다.

그러니까 당신이 먹는 노란색의 비타민C는

대부분 자연에 존재하지 않는 이물질이며 석유 추출물인 셈입니다.

당신은 석유 추출물을 드시겠습니까?

채소와 과일을 드시겠습니까?

Q.
아침은
꼭 먹어야 하나요?

A. 저는 가능하면 아침을 먹지 않아도 좋고, 굳이 먹는다면 산음식(채소 · 과일 · 무첨가 주스)을 드시라고 강조합니다. 제가 이렇게 말씀드리는 이유는 배출 주기(새벽 4시~낮 12시까지) 때문입니다. 이 시간은 몸속의 각종 노폐물을 배출하는 시간입니다. 독소를 배출하는 시기에 음식이 들어오면 독소 배출에 방해받기 때문입니다. 당신이 아침에 공복 상태를 유지하면 할수록 소화호르몬인 모틸린Motilin이 분비되어 장의 연동을 촉진하게 됩니다.

프랑스의 의학자 수울리에Sulie는 식사하지 않는 것과 소변 속의 독소 배출량을 연구해서 다음과 같은 결과를 도출했습니다. 이

아침	점심	저녁	독소의 비율(%)
×	○	○	100
○	○	○	75
○	×	○	66
○	○	×	62
×	×	○	127

| 도표 7 | **수울리에의 소변 노폐물 검사**

연구 결과에 의하면 음식(일반식)을 자주 흡수할수록 배설을 방해한다는 저의 주장을 증명해 주고 있습니다. 우리가 아침이 되면 내쉬는 숨에서 냄새도 나고 눈곱도 생기고 콧물도 나옵니다. 소변도 마렵고 대변도 마렵습니다. 인간의 독소 배출은 대부분 오전에 완성됩니다. '인체의 8시간 주기표'에 대해 궁금하신 분들은 제가 펴낸 〈완전 배출〉 3장의 도표를 참고하시기를 바랍니다.

수울리에는 소변 속의 독소 양을 체크했는데 아침과 저녁 두 끼만 먹을 경우 66%의 독소가 배출되었고, 하루 세 끼를 다 먹을 경우 75%의 독소가 배출되었으며, 아침을 거르고 두 끼를 먹으면 100%, 1일 1식(오후 3시~4시에 식사)을 할 경우 가장 많은 127%의 독소가 배출되었다고 연구 결과를 발표하였습니다. 그런데 이 도표는 일반식을 했을 경우에 한정해서 실험했습니다.

배출 주기에 아무것도 먹지 않는 것은 아주 중요합니다. 그러나 아침에 배출을 돕는 음식인 산 음식을 먹는다면 금상첨화입니다. 채소와 과일은 30분 만에 소화(위장에 머무는 시간)가 완성되고 무첨가 주스는 불과 5분 만에 완성됩니다. 이 음식들은 배출을 가속해 줍니다. 그러니까 아침에 산 음식을 먹는 것이 1등이고 → 아침을 먹지 않는 것이 2등이라면 → 아침에 무거운 일반식을 하는 것이 꼴찌라는 말입니다.

아침을 먹지 않고 점심과 저녁을 일반식으로 먹는 것은 조식 폐지론자들의 주장입니다. 이 의견에 적극 동의합니다. 그러나 아침과 점심과 저녁을 배출 음식으로 먹는다면? 쓰레기를 청소하고 천연의 영양분(채소와 과일)을 넣어준다면? 가장 빠른 시간에 가장 큰 효과를 볼 수 있습니다. 그러나 저녁 식사를 한 후에 산 음식을 먹는 것은 삼가시기를 바랍니다. 쓰레기 음식에 청소 음식이 들어가 봐야 발효만 일어나 속을 부글부글 끓게 하기 때문입니다. 우리 속담에 '아침 사과는 금 저녁 사과는 독'이라는 말이 그래서 나온 말입니다.

아침 식사가 필요하다고 주장하는 사람들은 영양 흡수에 대해서만 다룰 뿐 배출에 대해서는 전혀 언급하지 못합니다. 살을 빼는 일에서 '무엇을 먹는가'도 중요하지만 독소를 배출하는 일은 더 중요하기 때문입니다. 독소 배출에 대해 자세히 다룬 완치 시리즈 첫 번째 책 〈완전 배출〉을 참고해 주시기를 바랍니다.

Q.
비타민C 영양제는
꼭 먹어야 하나요?

A. 비타민C에 대해서는 학자마다 의견이 분분합니다만 제 의견을 말씀드리겠습니다. '천연'이란 무슨 뜻일까요? 자연의 식물이나 동물에서 그대로 가져왔다는 뜻입니다. 여기에서 '그대로'가 중요합니다. 그러니까 비타민의 경우에 채소와 과일을 그대로 섭취했을 때만 '진짜 비타민'이라는 뜻입니다.

1912년 폴란드의 생화학자 카시미르 풍크^{Casimir Funk}가 비타민을 발견하고 1928년 헝가리의 생화학자 앨버트 폰 센트죄르지^{Albert von Szent-Györgyi}가 레몬에서 비타민C 분리하면서 대량생산의 길이 시작됩니다. 채소와 과일에 든 비타민은 극미량이라서 대량생산도 불가능하지만 그대로 뽑아서 정제한다고 해도 장기 보존이라는 문제에 봉착합니다.

돈을 사랑하는 상업자본가들은 자연의 분자구조를 화학적으로 바꾼 다음, 석유의 콜타르에서 추출한 물질의 분자구조를 바꾸고, 각종 색소 · 방부제 · 코팅제 · 착색제 · 용해제 · 약간의 과일 가루를 혼합한 다음, 글리세린 캡슐에 담아 비타민C로 둔갑시켰습니다. 그러니까 당신이 먹는 노란색의 비타민C는 대부분 자연에 존재하지 않는 이물질이며 석유 추출물인 셈입니다. 당신은 석유 추출물을 드시겠습니까? 채소와 과일을 드시겠습니까?

이 합성 비타민C는 제품 라벨 뒷면에 아스코르브산Ascorbic Acid으로 표시됩니다. 석유 추출물인 콜타르에서 추출했다고 하면 거부감을 주기 때문에 바꾸어 표시합니다. 우리가 시중에서 구매하는 비타민C는 달콤새큼한 맛이 나고 노란색을 띠는데요. 사실 천연 비타민C는 색도 없고 맛도 없는 무색무취입니다. 제약회사가 사과나 레몬의 맛과 유사한 맛을 내기 위해 비타민의 이미지를 조작한 결과입니다.

그리고 매스컴에서 비타민C가 몸에 좋다는 광고로 당신의 영혼에 무차별로 가스라이팅을 합니다. 그런데 그 연구 결과들은 모두 천연의 채소와 과일을 통해서 각종 비타민을 섭취한 결과입니다. 석유에서 추출한 합성비타민을 통해 나온 결과가 아니라는 말입니다. 설사 합성비타민을 통해 나온 결과라고 할지라도 그 연구

기관에 연구비를 지원한 업체는 대부분 제약회사입니다. 당신은 당신에게 연구비를 지원하는 회사의 이익에 반대되는 연구 결과를 발표할 자신이 있습니까? 그런 발표는 시중에 발표도 되지 않을뿐 더러 당신은 블랙리스트에 올라 평생 비타민에 관련된 연구는 절대 할 수 없게 되고 학자의 삶에 마침표를 찍게 될 것입니다.

환자분 중에 각종 검사 수치가 좋지 않게 나왔다고 찾아오신 분이 계셨습니다. 식사 습관도 물어보고 운동 여부도 물어보았는데 특별한 점이 없었습니다. 술·담배도 하지 않으셨고 고기만 조금 드실 뿐 주로 채식 위주의 식사를 하셨습니다. 대화 중에 이분이 '영양제 신봉자'라는 사실을 알게 되었습니다. 종합영양제를 포함해서 각종 영양제를 조그만 손절구에 여러 개를 넣고 분말로 만든 후 아침마다 털어 넣는다는 것이었습니다. 저는 약을 지어주는 대신에 영양제를 끊고 산 음식을 드시라고 권했는데요. 한 달 후에 각종 검사 수치가 정상으로 나왔다고 전화해 주셨던 기억이 있습니다.

그래도 제 말을 못 믿으신다면 좀 더 쉽게 설명해 보겠습니다. 만일 비타민C를 과용량으로 섭취하는 메가도스 요법이 효과가 있다고 확인되었다면 가장 먼저 병원에서 암 환자에게 처방했을 것입니다. 그러나 효능은커녕 부작용들이 속속 확인되고 있기에 그흔한 임상실험조차 진행하지 못하고 있는 것이 현실입니다. 그래서 영양제, 건강기능식품이라는 이름으로 판매되고 있는 것입니다.

자연 그대로 먹지 않고 한 성분을 정제해서, 그것도 대용량으로 몸에 넣으면 결국 간과 신장을 공격하게 되고 만성 염증이 된다는 사실을 꼭 기억하시기를 바랍니다. 그래도 비타민C라는 화학물질 덩어리를 드시겠다면 제가 말릴 방법은 없습니다.

우리 몸은 약알칼리 상태(pH 7.2~7.4)를 항상 유지하려고 노력합니다. 화학물질은 우리 몸을 산성화시켜 심장마비나 뇌졸중의 원인이 됩니다. 영양은 석유를 통해 섭취하지 마시고 채소와 과일을 통해 섭취하시기를 바랍니다.

Q.
치즈가 아니라
식용류라고요?

A. 퇴근 후 집에 가서 TV를 틀면 저녁 시간이라서 그런지 온
통 음식 방송으로 도배를 합니다. '맛집 순례'도 하고 '가격 알아맞
히기 게임'도 있습니다. 음식이 입에 들어가기도 전에 '어머 이렇
게 맛있다니' 하면서 놀란 표정을 합니다. 이렇게 많이 주는데 겨우
9,000원이냐면서 PD가 시키는 대로 눈을 휘둥그레 뜨고 놀라 자빠
지는 시늉도 합니다. 그런데 최근 재미있는 장면들이 눈에 띕니다.

음식마다 치즈 토핑을 얹기 시작합니다. 떡볶이에도 뿌리고 새
우튀김에도 뿌리고 피자에도 뿌리고 심지어 고기 위에도 뿌립니
다. 자연치즈의 재료는 우유가 맞습니다. 사실 진짜 치즈는 가격이
비싸서 아무 음식에나 사용할 수 없습니다. 그 비싼 치즈를 마구 음

식에 뿌리는데 아무도 의심하는 사람이 없다는 사실에 저는 절망합니다. 식당이나 냉동식품에 듬뿍 얹어주는 치즈는 가짜 치즈입니다. 우유가 한 방울도 들어가지 않은 치즈인데 '모조치즈'로 불립니다. 이 모조치즈는 모차렐라 치즈와 같은 부드러운 식감을 주어서 인기가 좋습니다. 팜유Palm Oil에 각종 식품첨가물을 투하해서 만든 모조치즈는 모양은 물론 맛과 향까지 자연 모차렐라 치즈와 흡사합니다. 게다가 따뜻하게 조리되면 모차렐라 치즈와 전혀 차이가 없고 다른 양념을 묻혀서 구별하기가 어렵습니다.

여기에서 모조치즈의 원료인 팜유란 무엇일까요? 바로 세계에서 가장 많이 사용되는 식용유를 말합니다. 살인 음식으로 유명한 바로 트랜스 지방(경화유)입니다. 세계보건기구WHO에서 발암 추정 물질로 분류해서 발표한 '튀긴 음식'의 원료, 바로 그 식용유를 말합니다. 만일 당신이 새우튀김 위에 모차렐라 치즈 토핑을 얹어서 먹는다면 새우+더블 식용유를 먹는 셈입니다. '에이! 설마 그럴 리가, 대기업에서 판매하는데 말도 안 돼!'라고 생각하시는 분을 위해 상표에 붙어 있는 원재료 및 함량을 그대로 공개합니다. 레이99.3%(카제인+팜유+밀가루+산도조절제+정제소금+분말셀룰로스), 우유 함유….

우유 함유량은 적혀있지도 않습니다. 솔직히 넣었다고 보기 힘듭니다. 천연 우유를 넣으면 음식이 상하기 때문입니다. 식당에서 '치즈 듬뿍 음식'을 드셨다면 당신은 '식용유 듬뿍 음식'을 드셨다

고 생각하면 99% 맞습니다. 내기하셔도 좋습니다. 그 비싼 자연치
즈로 만들어서는 수지타산이 맞지 않기 때문입니다. 우리는 흔히
'음식으로 장난치면 죽일X'이라고 말합니다. 음식에서 머리카락이
나왔다고 난리를 칩니다. 그런데 당신이 좋아하는 그 치즈 음식이
혈관을 막히게 하고 살이 찌게 하는 '기름 둥둥 식용유'로 만들어
진다면 어쩌시겠습니까?

■ 치즈의 종류

자연치즈 : 우유+유산균+응고효소=몽골 초원에서 만드는 진짜 치즈
가공치즈 : 자연치즈(50% 이상)+버터+분유+각종 식품첨가물
          =마트에서 파는 체더치즈와 같은 노란색 슬라이스 치즈 등
모조치즈 : 물+식용유+향신료+유화제(물과 기름을 섞이게 하려고)
          =냉동식품에 들어 있거나 식당에서 사용하는 가짜 치즈

완치 시리즈의 첫 번째 책 〈완전 배출〉에서 우유의 해악에 대
해 충분히 말씀드렸습니다. 다시 간단히 말씀드리면 인간의 아기
는 엄마의 젖을 먹는 동물이고, 소의 아기(송아지)는 소의 젖을 먹
는 동물이고, 개의 아기(강아지)는 개의 젖을 먹는 동물입니다. 이
것이 자연의 순리입니다. 모든 동물이 자기 어미의 젖을 먹고 진화
했기 때문입니다.

우유^{牛乳}는 글자 그대로 송아지^牛가 먹는 젖^乳입니다. 그런데 모든 우유에는 카제인^{Casein}이라는 무시무시한 놈이 모유보다 300배나 더 많이 들어 있습니다. 카제인은 위장 안에서 응고되어 크고 질기며 빡빡하고 소화하기 힘든 덩어리를 형성하는데, 일단 사람의 몸으로 들어가면 이 두껍고 끈적이는 물질은 몸에 어마어마한 부담을 지우게 됩니다. 이것을 처리하는 데 엄청난 양의 에너지가 소모되어야만 해서 다이어트에 특히 해로운 음식입니다.

독소 배출에 써야 하는 에너지를 카제인과 싸우느라 헉헉댄다면 어찌 살이 빠지기를 바란다는 말입니까? 굳이 좋은 음식 순서로 따진다면 치즈는 더 많은 지방을 함유하고 있으므로 우유보다 나쁜 음식이겠지만, 모조치즈는 최악의 음식이라는 점을 밝혀둡니다. 여러분은 '그렇다면 그릭 요거트는 안전하지 않나요?'라고 질문하실 수 있습니다. 그리스에서 유래했다는 이름의 그릭^{Greek} 요거트 또한 똑같습니다. 우유를 재료로 해서 가공이 들어간 모든 유제품은 우유에 비해 더 많은 화학첨가제가 들어갔다고 생각하시면 맞습니다. 가공하면 할수록 가격은 비싸지고 건강은 나빠지는 마케팅에 속은 셈입니다.

Q.
봉지 커피에
식용유가 들어 있다고요?

A. 사람들은 달달한 봉지 커피(믹스커피)를 좋아합니다. 그런데 그 커피에 식용유가 들어 있다고 말하면 깜짝 놀랍니다. 커피 봉지를 뜯어서 종이 위에 쏟아 놓고 아무리 찾아보아도 식용유는 없기 때문입니다. 지금도 판매되고 있지만 제가 어렸을 적에 집집마다 프림이라는 것이 있었습니다. 손님이 오면 부모님께서 커피 2스푼, 설탕 2스푼, 프림 2스푼을 넣고 숟가락으로 저어 대접하곤 했던 기억이 있습니다. 이것을 '둘둘둘 커피'라고 불렀던 적도 있습니다. 당신이 매일 3잔씩 봉지 커피를 마신다면 하루 6스푼의 식용유를 마시는 셈입니다.

미국에서는 보통 커피에 우유나 크림(우유 농축액)을 넣어 마시는 것이 일반적입니다. 전 세계 사람들이 너도나도 커피를 마시기 시작하자 미국의 식품회사들과 한국의 대기업들이 프리마Frima라는 이름으로 판매를 시작했는데 이것을 줄여 부른 콩글리시가 바로 프림입니다. 이 프림은 우유보다 싸고 보존하기 쉽기 때문에 전 세계로 퍼졌습니다.

이 봉지 커피의 프림에는 아주 많은 문제가 숨어 있습니다. 설탕과 커피의 해악에 대해서는 〈완전 배출〉과 이번 책에서도 많이 언급했으니 프림에 대해서만 말씀드리겠습니다. 팜유는 일단 악명 높은 트랜스지방(경화유)입니다. 혈관을 막히게 해서 고혈압과 고지혈증 등 각종 심혈관질환을 일으킵니다. 아마 매일 식용유를 6스푼씩 마시라고 하면 모두가 고개를 설레설레 흔들 것입니다. 식품회사들이 매년 그래프를 우상향으로 성장하는 이유입니다. 우리가 현명하지 못하면 절대 식품회사를 당해낼 수 없고 살도 빠질 수 없다고 제가 주장하는 이유입니다.

그것뿐만이 아닙니다. 이 식용유는 물과 섞이기 어렵습니다. 그래서 잘 섞이도록 계면활성제의 일종인 유화제를 넣습니다. 세제, 즉 비누 성분의 일종이 계면활성제가 아니겠습니까? 손에 기름이 묻었을 경우 물로만 닦으면 잘 안 닦이지만 비누칠하면 잘 닦이는 것은 유화제 때문입니다. 당신은 식용유만 먹는 것이 아니라 비누 성분까지 먹고 있는 셈입니다.

그것뿐만이 아닙니다. 프림이 우유처럼 끈적끈적하고 걸쭉한 느낌을 주기 위해 증점제를 첨가합니다. 이 증점제는 소스나 수프 등 인스턴트 음식에도 첨가되지만, 접착제 · 시멘트 · 라텍스 · 도로 · 화장품 등에서 투하되는 무시무시한 놈입니다. 물론 우뭇가사리 등의 자연 추출물로 만들면 좋겠지만 그렇게 하기엔 돈도 많이 들고 보존성의 문제가 있어 과감하게 제외됩니다.

여기에 커피의 색을 더 선명하게 하려고 캐러멜색소도 추가됩니다. 캐러멜이라고 말하면 참 그럴듯하고 사탕처럼 부드럽게 들립니다. 이 캐러멜색소는 타르색소처럼 유해성 논란이 끊이지 않는 제품입니다. 갈색을 진하게 내기 위해서 돼지 양념갈비와 약밥 등을 만들 때 많이 사용됩니다. 궁금하시면 대형마트 내에 '소상공인을 위한 도매점'에 가보시면 커다란 플라스틱 통에 있는 인공 캐러멜색소를 확인하실 수 있습니다. 커피 회사의 협찬과 마케팅에 의해 제작되는 동영상과 각종 홍보물에 현혹되지 마시기를 바랍니다. 그들은 믹스커피가 안전하며 심지어 몸에 이롭다고까지 말합니다. 커피 회사의 존재 이유는, 당신의 건강이 아니라 이윤 추구라는 점을 꼭 기억하시기를 바랍니다.

Q.
카페인 제로 커피는
더 위험하다고요?

A. 저는 항상 오리지널이 최고의 형태라고 강조합니다. 한때 커피 사업을 한답시고 동남아의 커피산업을 순찰(?)한 적이 있습니다. 필리핀 어느 대학가의 커피숍을 방문했을 때였습니다. 제 앞에 서서 커피를 주문하는 서양인이 하는 얘기를 듣고 조금 놀랐습니다.

어떤 커피를 원하느냐는 종업원의 주문에 '저스트 커피(Just Coffee)'라고 웃으며 주문하는 것이었습니다. 무슨 뜻인가 궁금했는데요. 종업원도 웃으며 알겠다는 듯이 주문을 받았습니다. 나중에야 그 뜻을 알았는데요. 그러니까 카페인 제로 커피도 아니고 인공 헤이즐넛 향을 첨가한 헤이즐넛 커피도 아니고 우유를 첨가한 카페라떼도 아닌 '커피 그 자체'를 주문한 것이었습니다.

아메리카노라는 뜻은 '아메리칸 스타일의 커피'라는 뜻입니다. 유럽에서는 미국식의 아메리카노보다 조금 진하게 해서 마시는데요. 그것이 진짜 커피고 미국식 커피는 커피에 물을 부어 좀 연하게 마신다는 뜻으로 이해하면 좋을 듯합니다. 카페인 제로 커피란 커피에서 카페인을 제거한 커피를 말하는데요. 커피 얘기가 나온 김에 카페인 제로 커피에 대해서 말씀드려 보겠습니다.

디카페인 커피 또는 무카페인 커피라고도 불리는 이 커피는 2023년에 전년 대비 커피의 우리나라 수입량이 45% 이상 늘어나 6,933톤이 수입되었다고 합니다. 누구나 다 아는 스타벅스 코리아도 카페인 제로 음료 매출이 21% 이상 증가하는 등 가히 건강에 관심 있는 사람들에게 '카페인 프리' 제품들이 인기를 끌고 있습니다. 그런데 카페인 제로 음료나 카페인 제로 커피는 큰 문제가 있습니다.

카페인 제로 커피는 주로 유기용매 추출법으로 만들어집니다. 유기용매 추출 방법은 에틸아세테이트Acetyl Acetate나 메틸렌클로라이드Methylene Chloride 등의 유기용매를 이용하여 생두에 압력을 주면서 증기를 쐬어서 카페인을 제거하는 방법입니다. 카페인만 제거되어야 하지만 커피 용매에 잔류 성분이 남아 있게 됩니다. 커피 회사들은 남아 있는 용매의 경우 만드는 과정에서 증발하기 때문에 건강에 해를 끼치지 않는다고 주장하지만 한때 커피 사업을 해본 저의 견해는 다릅니다. 저는 커피에 관해서는 내부고발자로서 부족함이 없다고 자신할 수 있습니다.

아세틸아세테이트는 주로 용매 및 희석제로도 사용되는데 가격이 저렴하고 냄새가 독하지 않아서 선호도가 높습니다. 회로 기판을 청소하는 데 사용되며 네일 광택제 제거제(아세톤)에도 사용됩니다. 그뿐만 아니라 연구를 위해 곤충을 수집하는 데 사용되는 질식제입니다. 습기를 빨아들이지 않기 때문에 곤충의 형태를 그대로 유지하면서 질식사시킬 수 있는 화학무기입니다.

당신은 곤충을 질식사시키는 용매가 첨가된 카페인 제로 커피를 마시겠습니까, 자연 상태의 카페인이 들어간 '저스트Just 커피'를 드시겠습니까? 저에게 묻는다면 100% '그냥 커피'를 마시겠습니다. 자연에서 가져온 것이 가장 안전하다는 측면에서 보면 저스트 커피 ➡ 카페라떼 ➡ 카페인 제로 커피 순으로 건강에 이롭습니다. 저는 '커피는 독'이라는 입장을 고수하고 있습니다. 그러나 당신이 굳이 커피를 마시겠다면 저스트 커피 또는 아메리카노를 드시길 당부합니다.

커피뿐만이 아닙니다. 당신이 마트의 진열대에서 'XX 제로'라고 쓰여 있는 제품을 본다면 모두 '통과'시켜 주시기를 바랍니다. 카페인이나 설탕을 넣은 대신에 더 독한 첨가물을 넣었다는 뜻입니다. 유명한 소주 상표에 '제로 슈가라서 더 깔끔한 맛'이라는 카피를 봤는데요. 머릿속에서 깔끔하게 지워주시기를 바랍니다.

요즘엔 '제로'라는 글자를 넣고 레몬 향을 첨가한 탄산수도 나옵니다. 이 말의 뜻은 설탕 대신 화학첨가물인 아스파탐과 또 다른 첨가물인 레몬 향을 넣었다는 뜻입니다. 그런데 건강에 좋겠거니 하고 소비자들이 몰려듭니다. 정말이지 식품회사의 제품연구와 마케팅은 존경스러울 따름입니다.

Q.
채소와 과일에는
단백질이 부족하지 않을까요?

A. 유제품 업계와 영양제 회사의 장황한 마케팅에도 불구하고 인간에게 필요한 단백질은 매우 적습니다. 세계보건기구**WHO**, 미국립의약연구소**U.S. National Academies' Institute of Medicine**, 미국립연구위원회**NRC**를 비롯한 많은 기관은 총열량의 10%만 단백질로 섭취하면 충분하다고 주장합니다. 이것은 단백질 과잉이 화를 부른다는 제 주장과 거의 일치합니다. 젖먹이를 키우기 위한 모유에 함유된 단백질이 6% 정도입니다.

아파트를 짓는 데는 수백 수천 트럭의 시멘트가 필요합니다. 그러나 아파트를 다 지었는데 트럭이 계속해서 시멘트를 배달한다면 어떤 일이 벌어질까요? 인간의 식단도 똑같습니다. 다 자란 성인이 밍밍한 닭가슴살을 먹고 단백질 분말을 털어 넣는 것은 자연의 법칙에 위배되는 일입니다. 거대한 자금으로 신문과 방송과 인터넷을 조종하는 육류업계와 식품업계와 제약업계는 아직도 당신의 귓가에 '단백질은 충분히 섭취해야 합니다'라고 속삭이고 있습니다. 그것이 진실이 아니라 마케팅이라는 사실을 깨닫는 사람은 거의 없습니다.

지금도 당신의 찬장과 식탁에는 언제 샀는지도 모르는 영양제가 가득 쌓여 있습니다. 단백질과 지방의 과잉으로 뚱뚱해진 당신은 헬스클럽과 병원을 드나들며 통장 잔고를 걱정하는 '끌려가는 삶'을 살게 되었습니다. 인간보다 5배나 더 힘이 센 침팬지나 오랑우탄이, 과일과 채소로는 단백질이 항상 부족해서 사자와 늑대처럼 다른 동물의 사체를 호시탐탐 노린다는 얘기를 당신은 들어보셨습니까? 당신의 친구가 단백질 결핍으로 병원에 실려 갔다는 소식을 들어보셨습니까?

일반적으로 동물성 단백질은 우리 몸에서 높은 산성을 형성합니다. 일반적으로 산성 미네랄인 염소와 인과 유황을 함유하고 있기 때문입니다. 우리 몸은 항상성을 유지하기 위해 단백질 과다 섭취로 발생하는 과잉 산성을 억제할 필요성을 느낍니다. 우리 몸은 항상 약알칼리성(pH 7.2~7.4)을 유지하기 위해 끊임없이 노력합니다. 당연히 우리 몸은 혈류에 있는 알칼리성 미네랄인 칼슘을 꺼내 사용합니다. 뼈와 치아에 있는 칼슘이 혈류로 빠져나감으로써(혈류의 칼슘 수치를 일정하게 유지하기 위해서) 골다공증과 충치가 유발되는 것입니다.

과도한 단백질은 질소비료를 먹는 것과 같습니다. 채소밭에 질소비료를 주면 잘 자랍니다. 그런데 그렇게 키운 식물은 병이 잘생겨서 농약을 사용할 수밖에 없습니다. 비바람에 약해서 쉽게 쓰러지고 맛이 없고 향이 약하며 쉽게 썩어서 오래 저장할 수도 없습니다. 질소비료의 성분은 질소인데요. 질소는 단백질의 주성분입니다. 동물성 단백질과 단백질 파우더를 무차별적으로 몸속에 집어넣는 행위는 몸속에 질소비료를 투하하는 것과 같다는 점을 강조합니다.

육류와 유제품 소비가 많은 서구의 선진국들(미국, 영국, 스웨덴, 핀란드 등)이 골다공증 환자 순위 1위를 서로 차지하려고 오늘날에도 다투는 이유입니다. 인간의 몸을 날씬하게 유지하게 시키고 에너지를 제공할 수 있는 최적의 단백질이 과일과 채소에 충분히 함유되어 있다는 사실은 결코 우연이 아닙니다. 또한 과일과 채소가 공급하는 살아 있는 미네랄이 알칼리성 무기질(칼슘, 나트륨, 마그네슘, 칼륨 등)이라는 사실도 결코 우연이 아닙니다. 우리 호모 사피엔스는 지구상의 거의 모든 영장류처럼 과일과 채소를 먹도록 설계되었고 그렇게 진화했기 때문입니다. 부탁하건대 산양유를 포함한 각종 단백질 분말 가루 대신, 살아 있는 채소와 과일에 듬뿍 들어 있는 천연의 단백질을 섭취하시기를 바랍니다.

〈산 음식 죽은 음식〉80/10/10 Diet의 저자 더글라스 그라함Douglas N. Graham 박사에 의하면 채소와 과일에는 탄수화물 80%, 단백질

식품	단백질	식품	단백질
살구	10%	아스파라거스	27%
바나나	4%	브로콜리	20%
체리	6%	양배추	15%
오이	11%	당근	6%
적포도	4%	옥수수	10%
오렌지, 발렌시아	7%	케일	16%
복숭아	8%	양상추, 녹색 잎	22%
딸기	7%	시금치	30%
적토마토	12%	체다 치즈	26%
수박	7%	전지유	23%
구운 감자	7%	수란	37%
흰쌀	8%	초콜릿 아이스크림	8%
스파게티	14%	다진 쇠고기 (평균)	50%

| 도표 8 | **일반 식품의 단백질함량 (칼로리 백분율)**　　출처:더글라스 그라함 〈산 음식 죽은 음식〉

10%, 지방 10% 정도의 비율로 함유되어 있는데, 이 80대 10대 10
이 인간의 몸에 최적화된 비율이라고 주장하며 그 이유를 밝혀 놓
았습니다. 그래서 원서의 제목도 〈80/10/10 Diet〉입니다. 거기에다
채소와 과일에는 나트륨 · 칼륨 · 칼슘 · 마그네슘과 같은 각종 살
아 있는 미네랄이 차고 넘치게 함유되어 있습니다. 섭씨 54도 이상
으로 가열하면 미네랄과 비타민은 거의 사라진다는 점을 다시 한
번 강조합니다.

Q.
채식도
생명을 죽인다고요?

A. 제가 채식을 강조하면 한편에서는 '육식도 동물을 죽이지만 채식도 식물을 죽이는 것 아닌가요?'라고 묻는 분이 간혹 계십니다. 우리는 몸의 원리를 이해하기 전에 자연의 원리를 이해해야 합니다. 침팬지와 99.6% 유전자가 동일한 호모 사피엔스는 700만 년 전 아프리카 밀림에서 진화를 시작했습니다. 인간의 치아 구조 및 장의 구조를 볼 때, 과일과 채소를 먹고 진화한 동물이라는 것이 거의 모든 진화생물학자의 결론입니다. 저 또한 이에 적극 동의합니다.

얼룩말과 들소와 사슴은 풀을 먹는 초식동물입니다. 그들은 수천만 년 그렇게 진화해 왔습니다. 그들은 물과 풀을 찾아 다른 곳으로 이동하면서 소화되지 못한 풀씨들을 먼 곳에서 배설합니다. 그렇게 풀들의 자손을 번영하게 합니다. 풀들의 씨앗은 얼룩말과 들소의 강력한 소화작용에도 살아남을 정도로 생명력이 강하기 때문입니다.

새들 또한 소화되지 못한 작은 과일의 씨앗을 아주 먼 곳에서 배설함으로써 과일의 '자손 확산'에 기여합니다. 사자나 늑대와 같은 육식동물은 얼룩말을 뒤쫓아 이동합니다. 그렇게 동물들이 이동함으로써 뿌리밖에 남지 않은 풀들(뒤에 남아 있는)이 몇 달 후에 울창하게 자라도록 휴식 기간을 내어주는 것입니다. 자연은 이렇게 끝없이 순환함으로써 평형을 유지하게 되어 있습니다. 우리는 사자나 늑대를 착한 초식동물을 죽이는 나쁜 놈들이라고 매도할 수 없습니다. 그들은 그렇게 수천만 년 진화해 왔기 때문입니다. 당신이 과일과 채소를 불로 익혀 죽이지 않고 산 채로 먹는다는 것은 지구를 푸르게 지켜가는 길이라는 점을 강조합니다.

자연의 순환이라는 측면에서는 미국 옐로스톤 국립공원 Yellowstone National Park에서 실행했던 '늑대 복원 프로젝트'가 훌륭한 본보기라 할 수 있습니다. 이곳은 원래 수천수만 야생동물의 보금자리였습니다. 그런데 이런 옐로스톤 국립공원이 생명도 자연도 없는 황무지처럼 변했던 시절이 있었는데요. 그 시점이 바로 늑대가 사라진 이후부터였습니다.

1800년대 미국인들이 목축을 시작하면서 가축을 잡아먹는 늑대를 사냥하기 시작해 그 수가 급격히 줄었고, 1926년에는 이 지역의 모든 늑대 무리가 사라졌습니다. 이후 70여 년 동안 옐로스톤 지역은 최상위 포식자를 잃으면서 초식동물 수가 급격히 증가했고, 나무가 자라기도 전에 묘목을 먹어 치우면서 연쇄적으로 생태계 균형이 완전히 깨졌습니다. 최상위 포식자가 사라지면 동물 등 다양한 생명이 더 늘어날 줄 알았는데 정반대의 결과가 나타난 것입니다.

　　늑대가 사라지자 식욕이 왕성한 엘크Elk사슴(말코손바닥사슴)을 비롯한 초식동물은 두려울 필요가 없어졌습니다. 탁 트인 평원에서 밤낮을 가리지 않고 풀을 뜯어 먹어서, 한때 풀로 무성했던 푸른 초원은 이내 황폐해졌고 황무지로 변하고 말았습니다. 그러자 다른 초식동물들도 사라지기 시작했습니다. 황무지에서 나무와 풀이 자라지 않아 다른 동물들도 쉴 곳을 잃어버렸고 먹이도 충분히 구할 수 없었기 때문입니다.

　　그렇게 20년이 지난 후 1995년 환경보호 활동가들이 협력하여 늑대 14마리를 풀어 놓았습니다. 그러자 놀라운 환경변화가 시작되었습니다. 늑대에 의해 엘크사슴의 개체수가 줄어들면서 식물들이 새로 자라고 숲이 울창해지면 각종 동식물의 개체수가 늘어나기 시작했습니다. 이에 따라 토양침식이 감소하고 강의 흐름이 바뀌며 자연생태계가 이전의 모습으로 복원된 것입니다.

생태계에는 늑대도 필요하고 사슴도 필요하고 풀도 필요합니다. 어느 것 하나라도 인간에 의해 구멍이 뚫리면 자연도 매서운 보복을 합니다. 채식 동물도 필요하고 육식동물도 필요하고 초식동물도 잡식동물도 필요합니다. 자연에 인간의 간섭을 최소화해야 한다고 주장하는 이유입니다. 우리가 육식만 줄여도 탄소 배출량을 현저하게 떨어뜨리고 기후 위기까지 막을 수 있다는 것이 현대 과학이 밝혀낸 진실입니다. 우리 아이들의 미래를 위해서라도 지금 우리 어른들이 고정관념을 버리고 알에서 깨어나야 합니다.

5kg 감량,
아랫배가 쏙 들어간 건 난생처음

(서지영, 경남 진주시, 56세 여성)

57년 전 6월, 저는 작고 연약한 아기로 태어났습니다. 그래서 늘 링거를 꽂고 병원에 있었다고 합니다. 설상가상 연년생 동생이 태어나는 바람에 엄마 젖까지 못 먹게 되자 집안의 할머니들(증조할머니까지)은 어린것이 불쌍하다며 전복죽을 끓여서 꼭꼭 씹어 먹이셨습니다. 저는 어린 시절부터 볼록한 배에 식탐도 많고 배탈을 자주 앓아 소화제를 늘 달고 살았습니다.

중고등학교 때는 뚱뚱한 편이었습니다. 대학은 건축과로 진학하게 되어 설계 과제를 하느라 밤샘을 자주 했고 남학생들과의 식사 속도를 맞추기 위해 전쟁 치르듯 급하게 먹는 습관이 생긴 데다 뭐든지 지지 않으려고 술도 꽤 많이 마셨습니다. 그렇게 건축기사로 열심히 일하다가, 결혼해서 두 아이를 낳고도 악착같이 일하며 틈틈이 공부해서 29세에 건축사가 되었습니다. 그렇게 바쁘게 살다가 46세에 자궁내막염이 심해져 결국 자궁적출을 하게 되고, 급기야 53세 겨울에는 갑상선암 진단을 받아 수술하게 되었습니다. 그 이후 갱년기 증상으로 심하게 고생했고 조금만 방심하면 살이 쪄서 다이어트를 계속해야만 했습니다.

그러다가 취미로 하던 합창 공연에 입을 드레스에 몸을 맞추기 위해 다이어트 방법을 검색하던 중 조승우 원장님의 채소과일식을 접하게 되었는데 〈완전 배출〉 책 속의 내용이 마치 내 이야기를 하는 것 같아 너무 공감되어 무조건 해보자하고 시작하게 되었습니다. 원래부터 모범생 기질이 있어 처음부터 섭취 주기 · 동화 주기 · 배출 주기를 정확히 지켜 16시간 공복을 유지했습니다. CCA 주스를 비롯한 채소과일식 위주의 식사와 함께 믹스커피와 술과 야식도 완전히 끊었습니다. 각종 모임 때문에 일반식을 하기도 했지만 7:3의 법칙을 고수했습니다.

그런데 정말 놀랍게도 그렇게 안 빠지던 살이 5kg이나 빠졌는데 지금까지 이렇게 배가 쏙 들어간 건 난생처음입니다. 제일 중요한 건 갑상선 약을 제외한 모든 약과 영양제를 다 끊었는데도 그렇게 달고 살던 링거를 맞으러 병원에 가지 않는다는 사실입니다. 벌써 71일째인 오늘까지 목감기 한번을 걸리지 않았습니다.

지금 저는 주변 사람들에게 광적으로 채소과일식을 전파하고 있습니다. 지인은 집 창고에 있던 주서기를 다시 꺼냈다 했고 당뇨가 있던 제부에게는 감사의 인사까지 받았습니다. 제가 아는 모든 이들이 건강해지는 그날까지 채소과일식 전파를 멈추지 않겠다는 약속을 드리며 조승우 원장님께 감사드립니다.

- 네이버 예방원 카페, 완치 비만 사례 중에서

9장

2주간의 실천법

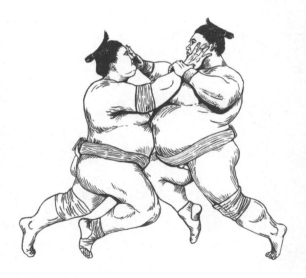

: :

탄수화물을 먹으면 살이 찐다는 말은 사실 엄밀한 의미에서 잘못된 말입니다.

탄수화물은 각종 화학첨가제를 실어 나르는 운반체에 불과합니다.

탄수화물이 죄인이 아니라 화학첨가물이 죄인이라는 말입니다.

이 정제된 화학첨가물들이 우리 몸을 살찌게 하고

병들게 한다는 사실을 꼭 기억하시기를 바랍니다.

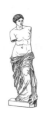

　예방원 카페를 운영하고 수많은 환자와 상담한 경험을 토대로 네 가지 실천법을 제시합니다. 기본형(쉽게 따라 할 수 있는 실천법)과 고급형(조금 강도 높은 실천법), 특급형(빡세게 하는 실천법) 그리고 초특급 형(2주에 10kg 빼기 실천법)이 그것입니다. 사람은 모두 처한 상황이 다릅니다. 밤늦게까지 일하는 분도 있고 새벽에서야 일이 끝나는 분도 있습니다. 책상에 앉아 일하는 분도 있고 몸으로 노동하시는 분도 있습니다. 사람마다 스타일도 제각각입니다. 방송인 강호동 씨처럼 아침에 삼겹살을 먹는 분도 있고 평생 아침을 먹어보지 못한 분도 있습니다. 상황과 스타일에 맞게 실천하시기를 바랍니다.

쉽게 따라 할 수 있는 실천법

	주중	주말
아침	채소 · 과일 · 무첨가 주스	채소 · 과일 · 무첨가 주스
점심	자연식물식	일반식
저녁	일반식	일반식

기본형은 채소과일식 입문용입니다. 그동안 이것저것 닥치는 대로 음식을 섭취해 온 당신에게 산 음식을 먹는다는 것은, 영어 한 마디 못하는 사람을 미국 땅에 홀로 살게 하는 것과 마찬가지입니다. 손짓, 발짓이라도 해야 미국 사람들과 소통할 수 있습니다. 이

책을 읽으시는 분 중에는 채소와 과일을 전혀 드시지 않는 분도 계실 것입니다. 그래서 매일 아침만이라도 반드시 산 음식(채소·과일·무첨가 주스)으로 드시라고 말씀드립니다.

아침에 집에서 산 음식으로 식사를 간단하게 하신 후 출근합니다. 점심에는 가능하면 현미밥에 나물 정도로 도시락을 싸서 드시기를 바랍니다. 2주 동안만이라도 직장동료로부터 따가운 시선을 받으실 수 있습니다. 그들에게 뭐 다이어트 중이라고 말할 필요도 없이 '몸이 아파서 약을 먹는 중인데 의사 선생님이 당분간 이렇게 먹으라고 했다'라며 변명하셔도 좋습니다.

아침에 배변한 후 상쾌한 몸속에 청소 음식을 넣어주는 것은 아주 중요합니다. 배출 주기(새벽 4시~낮 12시)는 몸의 노폐물과 음식 찌꺼기를 몸 밖으로 제거하는 시간입니다. 입문용이긴 하지만 배출 주기에 채소·과일과 무첨가 주스만 드실 것을 부탁드립니다. 2주 동안 아침에 무조건 산 음식을 먹는 것이 기본형의 핵심입니다.

한 가지 더 추가하자면 평일 점심엔 비록 일반식을 하더라도 자연식물식을 하시라고 당부드립니다. 자연식물식이란 채소와 과일 외에 자연에서 가져온 식물을 허용하는 방식입니다. 그러니까 현미밥에 나물 등을 드셔도 좋고 고구마나 감자 등을 드셔도 좋습니다. 여기에는 절대 공장음식(빵과 과자와 소시지와 햄버거 등)이 섞이면 안 됩니다. 밭에서 가져와서 불로 익힌 음식 정도만 허용합니다. 이 두 가지만 2주 동안 지켜주시면 됩니다.

평일 저녁이나 주말 점심과 저녁엔 평소 드시던 대로 일반식을 해도 좋습니다. 이렇게만 해도 2주 후에는 달라진 몸 상태를 경험하실 수 있습니다. 아침에 산 음식을 먹고 평일 점심에 자연식물식을 하는 것만으로도 당신은 80점 이상의 성적을 올리신 셈입니다. 체중이 2~3kg 정도 빠질 것입니다. 체중보다 쾌적해진 몸 상태를 경험할 수 있다고 장담합니다.

아침마다 무첨가 주스를 만들어 드실 경우에 캔이나 병에 들어 있는 주스는 절대 불가합니다. 그것들은 모두 살균되었고 정제되었으며 각종 화학약품을 쏟아부은 공장음식입니다. 요즘 믹서기나 착즙기는 가격이 그리 비싼 편이 아닙니다. 믹서기나 착즙기는 가족의 건강을 위한 필수품입니다.

아침에 드시는 과일은 종류를 굳이 구분하실 필요가 없습니다. 무첨가 주스도 가능하면 CCA 착즙 주스가 좋겠지만 형편에 따라 여러 가지 과일과 채소를 넣어서 드셔도 문제가 없다는 점을 강조합니다.

그리고 주스를 마실 때 꿀꺽꿀꺽 한꺼번에 삼키지 말고, 진한 에스프레소를 마시듯 홀짝이듯 마시기를 부탁드립니다. 물도 한꺼번에 대량을 마시면 체할 수 있습니다. 그래서 옛날 우물가 아낙네가 나그네에게 물을 건넬 때, 바가지 위에 나뭇잎을 한 장 띄우는 현명함을 보였습니다. 한 번에 한 모금씩만 천천히 삼켜서 침과 잘 섞이도록 하십시오. 우리의 침에는 아밀라아제라는 탄수화물 소화 효소가 있어서 식도에 들어가기 전에 1차로 소화를 완성합니다.

산 음식인 채소·과일은 불과 30분 만에 소화되고 주스는 5분 만에 소화됩니다. 이 음식들은 모두 청소 음식입니다. 점심과 저녁에 일반식을 했다고 하더라도 아침마다 속을 완전히 청소한 후에 하루를 시작할 수 있습니다. 배변을 끝낸 후 아침마다 빈속에 청소를 완성하시기를 바랍니다. 그리고 당신이 다이어트를 하든 안 하든 관계없이 다른 음식을 먹은 후 3시간 내에는 산 음식을 먹지 마시기를 바랍니다. 산 음식은 '반드시 빈속에 먹는 청소 음식'이라는 사실을 명심하시기 부탁드립니다.

조금 강도 높은 실천법

	주중	주말
아침	채소 · 과일 · 무첨가 주스	채소 · 과일 · 무첨가 주스
점심	채소 · 과일 · 무첨가 주스	채소 · 과일 · 무첨가 주스
저녁	일반식	일반식

이 방법은 2주 내내 저녁 식사만 제외하고 계속해서 아침과 점심을 산 음식으로만 식사하는 방법입니다. 채소와 과일을 자주 먹지 않던 분이 이 방식을 실천할 경우 설사와 같은 부작용이 나타날 수 있습니다. 아침마다 산 음식으로 장 청소를 한다고 해도 10m(식

도에서 항문까지의 길이)나 되는 우리의 장에는 항상 어느 정도 쓰레기와 독소가 남아 있습니다. 설사는 자연치유의 한 현상이므로 절대 두려워하실 필요가 없습니다. 수십 년 묵은 숙변과 노폐물을 매일 청소하는데 쓰레기가 나오지 않는다면 그것이 더 문제입니다.

우리가 독극물을 먹었을 경우 장으로 깊이 내려가기 전에 토하게 되는데요. 이것 역시 살기 위한 우리 몸의 치유 현상입니다. 설사 또한 이와 하나도 다르지 않습니다. 이 설사는 24시간에서 48시간 이내에 멈추는 것이 일반적입니다. 저의 경험으로는 청소 음식을 먹어서 생기는 설사는 과일과 채소를 먹지 말라는 경고음이 아니므로 절대 의심하지 마시기를 바랍니다. 설사가 나온다고 약국에서 지사제를 사서 먹는다는 것은 청소하는데 하수구 구멍을 나무 토막으로 막는 것과 하나도 다르지 않습니다. 피부 발진이나 두드러기 역시 마찬가지입니다. 가려움이 극심해 잠을 못 이룰 정도가 아니라면 스테로이드제를 먹거나 바르지 말고 하루에서 이틀만 참아보시기를 권합니다. 보통 3일 이내로 독소 배출이 끝나고 그 전보다 더욱 깨끗해져 가는 피부를 확인하실 수 있습니다.

고급형의 단계에서 많은 사람이 그렇게 풀과 열매만 먹으면 힘이 너무 빠지지 않을까 걱정하는 사람들이 있습니다. 그러나 저의 대답은 정반대입니다. 당신은 고급형 다이어트를 하는 동안 에너지가 치솟을 것입니다. 우리 몸은 음식(죽은 음식)을 소화하는데 엄청난 에너지를 소모합니다. 점심 식사 후에 졸리는 것도 바로 그런 이유입니다. 아침과 저녁을 산 음식만 먹으면 소화에 사용될 에너지가 배출에너지와 치유에너지에 사용되기 때문에 항상 상쾌한 몸 상태를 유지하게 됩니다. 제가 운영하는 예방원 카페의 회원들은 '산 음식을 며칠 먹을 때가 살면서 가장 에너지가 넘치는 시간이었다'라고 이구동성으로 고백하고 있습니다. 그렇게 약을 먹어도 떨어지지 않던 당뇨 수치가 무첨가 주스를 먹은 지 2주 만에 정상이 되는 놀라운 결과를 확인하실 수 있습니다. 혈당 상승을 두렵게 만들어 결국 가공식품만을 먹게 만드는 공포마케팅을 이겨내시길 간곡히 부탁드립니다.

고급형의 단계에서 배고파서 계속할 수 없다는 사람들이 있습니다. 맞습니다. 배고픈 다이어트는 실패하기 마련입니다. 그래서 저는 당신에게 2주 동안 아침과 점심에만 산 음식을 무한정 드시라고 말씀드립니다. 무첨가 주스를 커다란 보온병에 담아서 직장에서 배고플 때마다 조금씩 드셔도 좋고, 채소와 과일을 계속해서 먹어도 좋습니다.

그런데 채소과일식의 배고픔과 일반식의 배고픔은 그 내용과 질이 완전히 다릅니다. 당신은 공장음식을 먹은 후 배가 부른데도 불구하고 '뭐 먹을 것이 없나' 하며 부엌 찬장과 냉장고를 열면서 기웃거려 본 적이 있을 것입니다. 공장음식은 미네랄과 비타민이 거의 사라진 죽은 음식이기 때문에 자꾸 무엇을 채우도록 요구합니다. 또한 설탕과 인공감미료가 듬뿍 첨가된 공장음식은 우리 뇌를 교란시킵니다. 식욕조절중추Apestat 신경계를 교란시켜 계속 먹게 만듭니다. 공장음식을 만드는 식품회사의 연구원들은 당신이 '먹고 또 먹고 계속 먹게' 만드는 각종 화학물질을 집어넣느라 불철주야 밤을 새우고 있습니다. 당신은 그들을 당해낼 방도가 없습니다. 공장음식을 식단에서 제외하는 것 말고는 방법이 없다는 말입니다.

우리의 뇌에는 식욕조절중추라는 메커니즘이 기본적으로 작

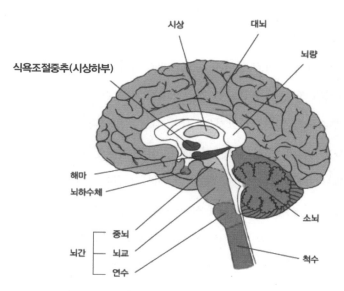

| 그림 10 | **식욕조절중추**

동하는데 이 식욕조절중추는 끊임없이 우리 몸을 모니터링하면서 영양분이 충분한지 아닌지를 확인하는 작업을 수행합니다. 만일 충분하면 조절작용은 멈추지만 부족하면 식욕조절중추가 우리에게 '더 먹어라'라고 알람을 울립니다. 우리 몸에 필요한 영양분을 다 먹고 나서야 그 알람 소리가 줄어듭니다. 그러나 명령에 따라 먹었음에도 알람이 계속 울리는 이유는 무엇일까요?

그 알람 소리는 '가짜 배고픔'입니다. 배가 부른데도 계속해서 '더 먹어라'라고 알람이 울리는 것은 '음식의 양'이 문제가 아니라 '영양분의 질'이 문제입니다. 우리의 현명한 몸은 이것을 너무도 잘 알고 있습니다. 그래서 당신이 매일 저녁 부풀어 오른 배를 부여잡고 찬장에서 잠자는 과자를 깨우고 냉장고의 아이스크림을 찾아 헤매는 것입니다. 아직 끝나지 않았기 때문이다.

그러면 산 음식을 충분히 먹었는데도 몇 시간 후 자꾸 배고픈 것은 무슨 이유일까요? 그것은 '진짜 배고픔'입니다. 인간과 유전자가 99.6% 동일한 침팬지는 아침과 점심과 저녁을 구분하지 않고 계속해서 과일과 나뭇잎을 먹습니다. 식사 시간이 따로 없다는 말입니다. 모든 야생동물은 식사 시간이 따로 없습니다. 배가 고프면 먹고 배가 부르면 그만둡니다. 산 음식은 소화가 빨라서 금방 배가 고픈 것이 당연합니다. 그것이 몸과 자연의 원리입니다. 당신이 배가 고플 때마다 산 음식을 먹는다고 해서 살이 더 찔 가능성은 제로(0)입니다. 오히려 침팬지처럼 이 나무 저 나무를 가로지르며 활력이 넘치게 된다는 점을 다시 강조합니다.

한 가지 부탁드리는 것은 SNS에 올리는 사진처럼 형형색색 칼라를 맞출 필요가 없습니다. 패션에 집중하면 일에 집중하기 힘든 것과 마찬가지입니다. 그냥 사과 2~3개, 당근 2~3개를 도시락으로 싸 오셔서 배고플 때마다 조금씩 천천히 씹어서 드시면 됩니다. 남에게 보이기 위해서가 아니라 자기 몸을 위해서라면 굳이 아름다운 도시락을 만들 필요가 없습니다. 멋진 도시락을 만들려고 '수고하고 무거운 짐'을 지면 지속 가능하지 않기 때문입니다. 거듭 말씀드리지만 단순해야 지속 가능한 법입니다. 채소과일식에 대한 강박과 집착까지도 벗어나야, 마음의 괴로움 없이 지속 가능하게 됩니다. 마음 수행이 저절로 되는 원리입니다.

고등학교 시절에 버스를 타면 키가 커 보이려고 까치발로 딛고 서서 손잡이를 잡는 친구가 있었습니다. 키가 작은 것이 무슨 자기 잘못도 아닌데 그것이 부끄러워서 그랬던 것으로 짐작되는데요. 공감은 합니다만 버스를 탈 때마다 까치발로 서 있어야 하는 어려움은 참으로 난감한 일입니다. 학교를 졸업한 후 밑창이 두꺼운 구두를 신고 뒤뚱거려야 하는 어려움도 따라옵니다. 누군가에게 잘 보여야 한다는 그 생각만 지우면 삶이 단순해지는 '자기 삶'을 살 수 있다고 생각해 봅니다.

기본형과 고급형의 다른 점은 평일 점심과 주말 점심때 먹는 기본형의 자연식물식을 산 음식(채소·과일·무첨가 주스)으로 대체하는 방법입니다. 고급형에서는 사회생활을 하는 당신을 위해 2주 동안 저녁 식사만큼은 일반식을 허용했습니다. 직장에서 회식이 있을 수도 있고 식구들과 외식할 수도 있기 때문입니다. 제 경험에서 보면 지나치게 완벽하면 실패할 확률이 높습니다. '수학 참고서 하루에 10페이지씩 정복한다'고 다짐하고 삼사 일도 못 가서 수학을 아예 포기했던 경험이 제게도 있기 때문입니다. 유연한 마음을 가지고 한 걸음씩 걸어가시기를 바랍니다.

| 특급형 |

빡세게,
철저하게 하는 실천법

	주중	주말
아침	채소 · 과일 · 무첨가 주스	채소 · 과일 · 무첨가 주스
점심	채소 · 과일 · 무첨가 주스	채소 · 과일 · 무첨가 주스
저녁	자연식물식	자연식물식

특급형에서는 모든 육류(고기 · 생선 · 계란 · 우유 · 유제품 등)
와 각종 공장음식(빵 · 과자 · 라면 · 통조림 · 소시지 · 탄산음료 등)이
제외됩니다. 평일 저녁과 주말 저녁에 먹었던 일반식이 자연식물
식 식단으로 대체됩니다. 거의 완벽한 자연식물식 식단입니다. 100

점 만점에 100점인 셈입니다. 저는 개인적으로 이 정도만 실천해도 100세 넘게 살 수 있는 신선의 경지라고 생각합니다.

아프리카 밀림에서 침팬지에서 갈려 나와 추운 지방으로 이동해 온 호모 사피엔스는 어쩔 수 없이 따뜻한 국물 등 더운 음식이 필요했습니다. 불을 발명해서 추위를 녹였고 따뜻한 음식으로 몸과 영혼을 덥혔습니다. 쌀쌀한 저녁 시간에 당신은 겨울의 과일인 단감이나 홍시를 먹을 수도 있고 밤이나 고구마를 구워 먹을 수 있습니다. 때론 현미밥과 데친 나물에 배춧국을 먹을 수도 있습니다.

영양 측면에서 인간에게 당(천연당)보다 중요한 것은 없습니다. 호모 사피엔스는 포도당을 통해서 에너지를 얻는 영장류입니다. 포도당 대부분은 탄수화물(탄수화물이 포도당으로 변형되기 때문에)을 통해서 몸에 공급됩니다. 또한 우리의 몸은 포도당신생합성 Gluconeogenesis이라는 메커니즘을 통해서 몸속에 저장된 지방이나 단백질을 포도당으로 바꾸기도 합니다.

당신이 만일 흰 설탕 등이 포함된 정제 탄수화물을 섭취할 경우, 우리 몸은 이를 중화시키기 위해 노력합니다. 몸을 망치는 독극물을 먹으면 바로 토하게 되는데요. 이것 또한 우리 몸의 자정작용입니다. 바로 이 비교적 안전한(사카린·아스파탐 등 화학 감미료에 비해) 독극물인 설탕을 중화시키기 위해 건강한 세포에서 필수 성분을 뽑아 쓰게 됩니다. 그 과정에서 인체의 뼈로부터 칼슘을 뽑아서 중화시킵니다. 당신이 아시다시피 뼈는 칼슘의 보고입니다. 칼슘이 부족하면 관절염으로 가는 지름길입니다. 우리 치아에서도 칼슘을 뽑아 사용합니다. 정제 설탕은 결국 뼈를 허물어트리고 치아를 붕괴시킵니다. '설탕은 치과의사의 기쁨'이라는 말이 그래서 생긴 말입니다.

제가 이번 단계에서 2주 내내 저녁 식사를 일반식(육류와 정제 식품이 포함된) 대신에 천연 상태의 진짜 탄수화물(고구마나 현미와 같은 녹말 음식)을 섭취하라고 권하는 이유입니다. 정제된 탄수화물(설탕과 빵과 라면과 과자와 같은)을 먹으면 먹을수록 당신은 '골다공증과 당뇨병으로 가는 초고속열차에 탑승한 것과 같은 셈이 되기 때문입니다.

탄수화물을 먹으면 살이 찐다는 말은 사실 엄밀한 의미에서 잘못된 말입니다. 진짜 순수한 탄수화물(녹말 음식)은 죄가 없습니다. 우리는 음식을 맛있게 만들기 위해 탄수화물에 각종 첨가물을 투하합니다. 그런 과정을 거쳐 당신에게 제공하는 빵과 라면과 과자와 각종 즉석식품이 그것들입니다. 탄수화물은 각종 화학첨가제를 실어 나르는 운반체에 불과합니다. 탄수화물이 죄인이 아니라 화학첨가물이 죄인이라는 말입니다. 이 정제된 화학첨가물들이 우리 몸을 살찌게 하고 병들게 한다는 사실을 꼭 기억하시기를 바랍니다.

주위를 돌아보시기를 바랍니다. 지금 살이 찌고 각종 질병을 안고 사는 사람은 대부분 정제 탄수화물의 희생양들입니다. 많이 먹지도 않고 고기도 안 먹는 '뚱뚱한 채식주의자'들은 대부분 이 정제 탄수화물의 열렬한 팬들입니다. '저는 동물을 사랑해서 고기를 절대 먹지 않는다'라고 외치면서 100kg이 넘는 몸을 뒤뚱거리고 다이어트 산업의 희생양이 되는 사람이 수도 없이 많습니다. '저는 물만 먹어도 살이 찌는 체질입니다'라며 피트니스 클럽 원장을 기쁘게 하는 사람이 수도 없이 많습니다.

저는 동물을 사랑한다는 의미에서 동물의 사체를 먹지 않겠다는 비건Vegan을 적극 환영합니다. 그러나 자칫 잘못하면 각종 화학첨가물로 범벅이 된 비건 식품을 먹게 될 가능성이 아주 큽니다. 비건이 되기보다는 자연식물식을 실천하는 순수 자연인이 되시길 바랍니다.

당신이 이렇게 평생 먹고 살 수 있다면 이 책을 지금 접으셔도 됩니다. 이미 완벽한 식생활이 완성되었기 때문입니다. 식생활이 완성되어 병원과 의사와 의료보험과 질병 없이 평생 살 수 있기 때문입니다. 그러한 삶은 미국의 버몬트주State of Vermont에서 농사를 지으면서 자급자족의 삶을 살았던 헬렌 니어링 부부의 식생활과 닮았습니다. 100세까지 살며 햇살 내리쬐는 침대 위에서 조용히 삶을 마감한 현자賢者의 밥상과 닮았습니다.

2주에 10kg 빼기 실천법

	주중	주말
아침	채소 · 과일 · 무첨가 주스	채소 · 과일 · 무첨가 주스
점심	채소 · 과일 · 무첨가 주스	채소 · 과일 · 무첨가 주스
저녁	채소 · 과일 · 무첨가 주스	채소 · 과일 · 무첨가 주스

당신은 한 달 후에 결혼식 드레스를 입게 될 수도 있습니다. 한 달 후에 입사 시험 면접을 봐야 하는 일도 있습니다. 채소과일식은 평생의 생활 습관이 되어야 하지만 때론 권투선수가 계체량을 통과하기 위해 살을 빼듯 해야 할 경우가 생길 수도 있습니다. 이처럼

현재의 몸 상태로는 자신이 없어 단기간에 10kg을 빼야겠다고 작심할 수도 있습니다. 당신은 지금 고혈압과 당뇨와 각종 질병에 시달리고 있어 하루빨리 이 지긋지긋한 생활을 벗어나고 싶을 수도 있습니다. 병원에서 암 판정을 받았는데 수술하기 전에 한 번 자연치유를 해야겠다는 결심을 했을 수도 있습니다.

이 방법은 일종의 특급처방인 셈입니다. 이것은 일종의 채소·과일 단식과 다르지 않습니다. 채소과일식의 효과를 단번에 경험하실 수 있는 최고의 방법입니다. 2주 동안의 실천을 권하고 있지만 1년마다 자동차 엔진오일을 교체하고 필터를 새로 끼우듯, 6개월에 한 번씩 또는 1년에 한 번씩 몸을 정화하는 방식으로 실천하셔도 좋습니다.

그러나 당신은 전혀 염려하실 필요가 없습니다. 시중의 엉터리 영양학의 주장과는 달리 채소와 과일에는 영양분이 충분합니다. 충분할 정도가 아니라 차고도 넘칩니다. 과일 속에는 수분이 85~90%로 대부분을 차지합니다. 그러나 탄수화물(10~12%)·지방(지방 0.3%)·단백질(1~0.5%)도 풍부하다는 사실을 아는 사람은 많지 않습니다. 또한 모든 채소에는 단백질이 10~30%나 들어 있다는 사실을 아는 사람도 많지 않습니다. 또한 탄수화물·지방·단백질 백분율로 볼 때, 인간의 몸은 10% 정도의 단백질만을 요구한다는 사실을 아는 사람도 많지 않고, 과잉 단백질(특별히 동물성 단백질)이 각종 질병의 원인이라는 사실을 아는 사람도 거의 없습니다.

당신이 초특급 다이어트를 실천하게 되면 몸이 원하는 영양분을 넘치도록 충족시켜 줍니다. 당신은 자연에서 온 것을 그대로 먹기 때문에 거기에는 부족한 것이 없습니다. 불을 가해서 효소를 파괴하지도 않았고 요리하면서 미네랄과 비타민을 제거하지도 않았습니다. 비만의 1등 범인인 각종 화학첨가물이 소변과 대변으로 배출됩니다. 살아 있는 몸이 산 음식을 먹으니 하루하루 몸 상태가 날아갈 듯 좋아지게 됩니다.

불과 2주 만에 최고의 결과를 얻고 싶다면 이 방법을 권합니다. 살이 너무 빠져서 기운도 없어 보이고 핼쑥해 보인다는 말을 듣곤 하는 시중의 상업자본주의 다이어트와는 다릅니다. 듬성듬성 빠지던 머리카락이 다시 돋아날 것입니다. 날렵한 몸매를 갖게 될 것이고 여덟 살 아이 피부처럼 투명해질 것입니다. 나무와 나무 사이를 자유롭게 넘나드는 야생의 침팬지처럼 에너지가 넘치게 될 것입니다.

과일과 채소만 먹으면 당뇨가 오지 않을까 걱정하는 사람들이 종종 있습니다. 자, 그렇다면 당뇨가 무엇인지 아주 쉽게 설명해 보겠습니다. 우리의 뇌는 혈류 속에 당이 충분한지 끊임없이 모니터링합니다. 당이 부족한 이유는 혈관에 지방과 노폐물이 가득하기 때문입니다. 지방과 노폐물 때문에 당이 세포 속으로 스며들지 못하기 때문입니다. 이때 혈관 속에서 사용하지 못하는 쓸모없는 당은 소변으로 배출됩니다. 당뇨도 일종의 자정작용인 셈입니다.

그런데 과일과 채소를 계속 먹으면 지방과 노폐물이 배출됩니다. 우리가 불고기를 재어 놓을 때 키위나 배 등으로 숙성시키면 소고기의 육질이 흐물흐물 풀어지는데요. 이것이 과일의 지방분해 작용입니다. 이렇게 2주만 실천하시면 혈관의 노폐물이 배출되고 천연의 과당이 몸에 흡수되기 시작됩니다. 수십 년 동안 쌓인 지방과 노폐물이 하루아침에 청소되는 것은 불가능합니다. 그래서 최소 2주 동안 기다려달라는 부탁을 드리는 것입니다.

당뇨가 있는 사람의 특징은 당이 떨어질 때 초조감과 신경질 등이 따라옵니다. 이것은 일종의 마약 금단현상과 같습니다. 그래서 당뇨는 저혈당증Hypoglycemia을 반드시 수반합니다. 혈당이 높은 것과 저혈당증이 동일하다는 말은 무슨 말일까요? 우리가 빠른 시간에 절벽을 타고 오르면 반드시 낭떠러지로 내려와야 하는 것과 같습니다. 천천히 능선을 타고 오르면 천천히 하산할 수 있는 것과 같습니다.

그래서 당이 떨어질 때를 대비해서 항상 사탕을 가지고 다니라고 병원에서는 말합니다. 낭떠러지로 갑자기 내려오면 사망하기 때문입니다. 그러나 그것은 일시적인 처방일 뿐입니다. 완치되지 않는다는 말입니다. 당신은 죽을 때까지 사탕을 드시겠습니까? 정제된 설탕이나 아스파탐을 통해 당을 흡수하면 반드시 금단현상이 수반됩니다. 정제된 모든 것은 반드시 금단현상을 수반합니다. 술이 그렇고 담배(담뱃잎 외에 수많은 화학물질이 투하됩니다)가 그렇고 마약이 그렇습니다.

코카인은 전 세계에서 가장 인기 있는 마약입니다. 원래 남미 원주민들이 코카나무 잎사귀를 껌처럼 씹는 기호품이었습니다. 그런데 이 코카잎에서 알칼로이드Alkaloids를 분리하고 합성하면서 마약이 되었습니다. 코카인이 인기가 있는 이유는 중독성이 낮기 때문입니다. 헤로인이나 각종 인공 화합 마약은 부작용이 심하고 중독성이 강합니다. 코카인은 비교적 천연 마약으로 안전성(?)이 있어서 인기가 좋습니다. 대마초에 중독성이 없는 이유는 그것이 정제된 마약이 아니기 때문입니다. 화학물질을 투하하지 않았기 때문입니다.

담배는 임진왜란을 통해 우리나라에 들어왔는데요. 동의보감에는 담배를 '연초는 약성이 맵고 뜨거운데 전염병과 가래와 바람과 습함 등을 제거하고 살충 작용이 있다'라고 적혀있습니다. 일종의 훈증요법燻蒸療法이라는 것입니다. 뭐 담뱃잎을 말려서 흡입한다고 뭐 죽을병에 걸리겠습니까만, 이 요상한 담배가 상품화

되면서 결국 사달이 나고 맙니다. 담배에 들어가는 성분이 무려 600여 가지에 이른다고 합니다. 할아버지가 곰방대에 피우던 담뱃잎과 지금의 담배가 똑같다고 하시면 당신의 착각입니다. 그럴싸해 보이는 하얀 연기를 만들기 위해서, 당신의 오묘한 입맛을 맞추기 위해서 엄청난 화학물질이 투하됩니다. 페인트 제거제인 아세톤, 최루탄에 사용되는 포름알데히드, 방부제의 원료 나프티라민, 자동차 배터리에 사용되는 카드뮴 등 온갖 유해 물질이 숨어 있습니다.

지금 담배 대신 대마초를 피우라거나 헤로인 대신 코카인을 흡입하라는 말이 아니니 오해 마시기를 바랍니다. 어떤 천연물질을 1차, 2차, 3차로 정제하고 가공해서 상업화하면 할수록 가격이 싸집니다. 그리고 중독성은 커지게 됩니다. 우리가 가짜 탄수화물(빵 · 과자 · 라면 등)을 끊기 힘든 이유이기도 합니다.

'정제'라는 말은 어떤 물질에서 한 성분만 '순수한 상태'로 가공하고 추출했다는 뜻입니다. 설탕의 경우, 당이 많은 자연 상태의 음식에서 당을 제외한 모든 필수 성분(효소와 비타민과 미네랄과 미량영양소와 같은)을 제거해서 비자연적인 상태로 만든 화학물질입니다. 정제하는 과정을 거치면서 수백 수천 가지의 성분이 파괴됩니다. 에너지의 원천인 효소는 물론이거니와 각종 비타민(A, B, D 등)과 미네랄(나트륨 · 칼륨 · 마그네슘 · 칼슘 · 철 · 망간 · 인산염 · 황산염 등)이 사라집니다. 그리고 장 청소를 해주는 식이섬유도 시체로 처리됩니다.

과일 속에 있는 천연의 과당Fructose은 인체 내에서 포도당Glucose으로 전환되어 천천히 혈류 속으로 들어갑니다. 만일 당신이 저혈당증이 있다면 과일을 먹는 즉시 식욕조절중추가 이 증상을 멈추게 할 것입니다. 단언컨대 당뇨(저혈당증)에 과일보다 좋은 음식은 없습니다. 저혈당증을 가라앉히기 위해서 더 자주 과일을 먹을 필요가 있습니다. 2주 동안만이라도 전지전능한 식욕조절중추에 모든 것을 맡겨보시라고 부탁드립니다.

과일로 인한 혈당 상승이 인슐린 저항성을 비롯해 간과 신장을 공격했다면, 호모 사피엔스는 물론이고 과일을 주식으로 하는 수많은 영장류가 종족 번식에 실패해 지구상에서 멸종했을 것입니다. 지금의 과일 상태가 어떠하든, 죽은 가공식품과 화학첨가제보다는 안전하다는 것을 부인할 과학자는 없을 것입니다. 이와 함께 칼륨으로 인해 채소를 못 먹는 신장병 환자들의 말로는, 콩팥 이식을 받거나 받지 못하거나 합병증, 그중에서도 심장 관련 이상으로 대부분 사망합니다. 그 결말을 알고 과감히 채소과일식을 선택해서 완치된 사례는 이미 무수히 많이 쌓여 있습니다.

돈이 되지 않기 때문에 알려주지 않을 뿐입니다. 질병으로 인한 죽음을 두려워해 병원과 제약회사의 마케팅에 끌려다니지 마시고 '내 선택에 의한 내 인생'을 사시길 바랍니다. 그 시작은 원래 우리가 먹어온 가장 안전한 채소과일식으로 돌아가는 것이라고 거듭 주장합니다.

현재 45kg 유지,
내 인생에 요요는 다시 없다

(강다회, 전북 익산시, 44세 여성)

　　세 번의 출산을 경험하며 80kg까지 체중이 불었습니다. 당시 유행하는 저탄고지 다이어트로 80kg에서 44kg까지 체중감량을 했으나 기쁘지만은 않았습니다. 살은 빠졌지만 건강은 엉망이 되었습니다. 건강검진 결과 나타나는 온갖 수치가 제게 절망감을 안겨주었습니다. 평소 소식과 많은 운동량(하루 3시간)으로 어렵게 지켜오던 체중은 잦은 폭식으로 다시 52kg까지 늘었습니다. 내가 이대로 먹고 운동하며 평생 살 수 있을까? 그런 부정적인 생각이 밀려오면 고스란히 폭식으로 이어졌습니다. 다이어트와 폭식 생활이 반복되며 힘들게 하루하루를 살던 중 우연히 조승우 원장님의 채소과일식을 접하게 되었습니다.

　　'조금 먹고 많이 움직이면 살은 빠진다'라는 말도 어찌 보면 고정관념이었습니다. 채소와 과일과 무첨가 주스는 아무리 배불리 먹어도 저절로 살이 빠지고 건강까지 회복시켜 준다는 조승우 원장님의 말은 한 줄기 빛과도 같았습니다. 저는 주저함이 없이 실천에 옮겼습니다.

중간중간 시행착오도 있었고 일반음식에 대한 유혹도 있었습니다. 그때마다 7대3의 법칙이 위로와 안정감을 되찾아 주었고 꾸준히 할 수 있다는 희망을 주었습니다. 그렇게 실천한 지 어느덧 450여 일이 흘렀습니다. 저는 드디어 폭식을 극복했습니다. 채소과일식이 일상이 되었고 운동도 강박적으로 하지 않습니다. 하루 30분~40분 걷기 정도만 하고 있습니다.

지금은 아예 체중계에 오르지 않습니다. 내 몸에 확신이 들었고 체중 집착에서 벗어났기 때문입니다. 건강검진 결과 역시 모든 수치가 정상범위 안에 들어왔고 체중도 45~47kg 정도 오가며 유지 중입니다. 저는 채소과일식을 통해 '인간은 무엇을 먹어야 하는 동물인가'에 대한 확신이 생겼습니다. 이제 더 이상 다이어트와 요요로 고통스럽지 않습니다. 맘껏 배부르게 먹고도 체중 걱정 없이 건강하게 살아가는 방법을 알았기 때문입니다. 더 이상 요요를 걱정할 필요가 없습니다. 저처럼 돌고 돌며 시행착오를 겪지 마시고 채소과일식에 도전해 보시기 바랍니다. 앞으로 비만은 없으리라 확신합니다.

– 네이버 예방원 카페, 완치 비만 사례 중에서

어느 시각장애인의 전화

지난여름 비 내리는 오후 한 부부가 찾아왔습니다. 목발을 짚고 거동이 불편한 남편은 어려서 소아마비로 장애를 갖게 되었다고 뼈만 남은 앙상한 다리를 보여주며 호탕하게 웃었습니다. 아픈아내가 저를 꼭 만나고 싶다며 부탁해서 서울에서 목포까지 빗속을 뚫고 직접 운전해 왔다는 것입니다.

부인은 채소과일식을 실천해서 불과 몇 주 만에 85kg에서 75kg으로 감량되었다고 했습니다. 몸이 좋아지자 오랫동안 먹어온 갑상샘 호르몬 약과 류머티즘 관절염 약도 끊은 상태였습니다. 다만 현재의 불안함이 안정되길 바라는 마음에 저를 찾아온 것이었습니다. 부인에게는 마음의 병이 있었습니다. 상담이 끝나자 그분들은 '30년 동안 곁에 있어 줘서 고맙다'며 서로를 위로했습니다. 이후 무사히 잘 올라갔다는 안부와 함께 앞으로 더욱 주어진 것에 감사하며 불안해하지 않고 행복하게 살겠다는 감사 인사를 주셨습니다.

지난겨울 오후에 전화 한 통을 받았습니다. 육십이 넘는 나이가 느껴지는 남성의 목소리였습니다. 〈완전 배출〉이라는 책을 읽고 그대로 실천한 결과 '70kg이 넘던 체중이 60kg으로 빠졌는데 계속 빠지면 문제가 생기지 않을까'하는 우려의 목소리였습니다. 단순 문의만으로는 적정 체중을 확신하기는 힘들기에 '너무 빠졌다고 생각하시면, 과일과 채소 대신에 현미밥이나 잡곡밥을 드시고 감자나 고구마와 같은 음식을 조금 더 드시면 적정 체중을 찾을 수 있다'고 말씀드렸습니다.

좋은 책을 추천하면 읽어보시겠다기에 생각나는 대로 말하자 '잠깐만요' 하시는 겁니다. 가만히 들어보니 제가 말하는 책 제목을 누군가에게 적으라고 반복하는 소리가 들렸습니다. 그분 부인께서 받아 적고 있던 겁니다. 그러면서 자신은 시각장애인이라고 하셨습니다. 깜짝 놀라서 어떻게 책을 읽으시냐고 물으니 '아내가 밤마다 책을 읽어준다'고 하셨습니다.

그래서 유튜브에 들어가면 제가 추천한 책들을 낭독해 주는 북튜버들이 있으니 부인께 찾아서 듣게 해주면 편하다고 말씀드렸습니다. 그러나 본인들은 그런 것은 잘 모르고 스마트폰은 그냥 전화 통화용으로만 사용한다고 하셨습니다. 당신이 시각장애인이니 스마트폰도 장애인이라고 우스갯소리를 하셨습니다.

여차여차 전화를 끊고 상담실 너머로 지는 석양을 바라보았습니다. 내가 어리숙하게 쓴 책 한 권이 어느 시각장애인의 삶을 변화시키고 있구나. 문장 하나라도 허투루 쓰면 안 되겠구나. 유튜브에서도 진심을 다해 방송해야겠구나. 머리가 복잡해지면서 울컥하는 느낌을 참아냈습니다. 갑자기 학창 시절에 즐겨 읊었던 시 한 구절이 떠올랐습니다.

내가 만일 한 마음의 상처를 멎게 할 수 있다면

내가 만일 한 마음의 상처를 멎게 할 수 있다면
나의 삶은 헛되지 않을 것이다.

내가 만일 한 생명의 아픔을 덜어줄 수 있다면
또는 그 고통을 어루만져 줄 수 있다면

내가 만일 풀밭에 떨어져 파닥이는 작은 새를
그 둥지에 다시 살게 할 수 있다면

297

나의 삶은 결코 헛되지 않을 것이다.

— 에밀리 디킨슨Emily Elizabeth Dickinson

〈완전 배출〉에 이어 조승우 한약사의 완치 시리즈 2 〈완치 비만〉은 비오는 날 불편한 다리를 이끌고 저를 찾아왔던 그분과 아내의 음성을 통해 제 책을 읽던 그분께 바치는 마음으로 써 내려갔습니다. 자연의 원리가 단순한 것처럼 비만의 완치 또한 단순해야 한다는 것이 제 생각입니다. 사기꾼은 복잡하게 말하고 현자賢者는 단순하게 말합니다. 물론 세상 사람들은 요란하고 현란한 용어를 사용하면 자신도 모르게 더욱 신뢰감을 갖게 됩니다. 영어와 이태리어와 그리스어 등으로 된 의학용어를 사용하고 어려운 논문을 인용하면 독자들이 '유식하니까 믿을 만한데?'라고 생각한다는 것도 잘 알고 있습니다.

이런 마음이 들 때마다 저에게는 하나의 풍경이 떠오릅니다. 눈 내리는 겨울밤 가로등 옆 조그만 창문으로 바람이 불어옵니다. 그리고 남편 옆에서 책을 읽어주는 다정한 아내 말입니다. 그렇게 생각이 미치면 어려운 용어를 가급적 배제하고 '초등학생도 이해할 수 있게 써야 한다'라는 생각을 하며 옷매무시를 다잡습니다.

저는 참으로 행복한 사내입니다. 에밀리 디킨슨의 시구詩句와 같이, 제가 만일 한 마음의 상처를 어루만져 줄 수 있다면 저의 삶은 헛되지 않을 것입니다. 이 책을 읽는 여러분도 저와 손잡고 타인의 상처를 어루만져 주는 참된 길을 걸으시길 간절히 바랍니다. 최고의 치유는 예방입니다.

아버님의 김칫국

어린 시절 제 아버님은 일요일 아침 밥상만큼은, 1남 3녀의 뒷바라지를 하느라 지친 어머니를 쉬게 하셨습니다. 그래서 김치에 콩나물만 넣은 김칫국과 식은 밥을 물에 넣고 끓여 단출한 식사를 하게 했습니다. 끓인 밥과 김칫국…. 이것이 밥상 전부입니다. 단출한 밥상을 주장하시는 아버님의 습관이 밴 덕분에 우리 형제 중 누구도 지금껏 살이 찐 사람이 없습니다. 아버님 또한 큰 키에 60kg대 초반의 날씬한 몸매와 맑은 피부로 80대 후반을 정정하게 살고 계십니다. 저는 어렸을 때 일요일 아침의 김칫국이 싫었지만 이제야 그 '텅 빈 밥상'의 뜻을 이해할 수 있게 되었습니다.

작곡가 존 케이지John Cage의 〈4분 33초〉라는 음악이 있습니다.

연주자가 피아노 앞에 앉아서 4분 33초 동안 아무것도 하지 않고 앉아 있는 것이 전부입니다. 4분 33초 동안 방청객에서 나오는 웅성거림과 기침 소리와 침묵…. 이것이 음악입니다. 악보도 없고 연주도 없습니다. 저는 고교 시절 존 케이지의 음악을 듣고 세상을 바라보는 편견과 고정관념을 바꿀 수 있었습니다. 성인이 되어서는 그의 참뜻을 이해할 수 있게 되었습니다.

작년 봄에 수십 년 서울의 아파트 생활을 청산하고 시골에 조그만 오두막집을 장만했습니다. 바흐의 '무반주 첼로 조곡'을 들으며 며칠 행복했는데…. 어느 날부터 집에서 음악 듣는 행위가 저절로 멈췄습니다. 새소리와 바람 소리가 방 안 가득 들어왔기 때문입니다. 누군가 제게 바흐와 새소리 중에서 하나를 선택하라면 이제 망설이지 않고 새소리를 선택할 것입니다. 새소리와 바람 소리를 '오두막 사연'이라고 제목을 붙일까 생각도 했지만 그것 또한 군더더기가 될 뿐입니다. 장자는 시와 음악을 멀리하라고 했는데, 무모했던 대학 시절 저는 그 말뜻을 이해하지 못했습니다. 장자의 무위자연無爲自然을 이제야 어슴푸레 이해할 수 있게 되었습니다.

옛날에 〈만다라〉의 작가 김성동이란 소설가가 있었습니다. 그는 고교 중퇴 후 머리를 깎고 스님이 되었습니다. 행자승 시절, 소금 안주에 강소주를 마시고도 새벽 4시에 종을 치곤 했다고 고백했습니다. 파계破戒를 하고 속세에 내려와 베스트셀러 작가가 되었는데요. 잘 생기고 입담이 좋은 그를 작가들이 좋아해 술자리가 잦았다고 합니다. 그런데 어느 날부터 못된 버릇이 생겼는데 옆자리에 앉은 사람의 손을 잡고 비틀게 되었답니다. 친구들이 그 버릇을 지적하자 '내가 왜 그럴까?' 고민하다가 갑자기 한 단어가 생각났습니다. 새벽까지 강소주를 마시고도 종을 치러 나갔을 때가 생각났습니다. 그 단어는 바로 '정신'이었습니다. 정신….

저는 이제야 무엇을 더 가지려 하면 할수록 정신은 깊은 늪에 빠진다는 진리를 깨닫게 되었습니다. 살을 빼려고 안간힘을 쓰면 쓸수록 요요라는 깊은 늪에 빠지게 되어 있습니다. 살이 찌는 것은 단순히 음식과 육체의 문제만이 아닙니다. 당신은 깊은 밤 법정 스님의 〈무소유〉를 읽은 후 홀로 공원을 거닐면서, 치킨과 피자를 떠올릴 수 있겠습니까? 당신은 영화 〈빠삐용〉의 마지막 스크린이 올라오는 극장의 좌석에 턱을 괴고 깊이 앉아서, 삼겹살과 햄버거를 생각할 수 있겠습니까? 문제는 정신입니다.

제 아버님의 김칫국이나 존 케이지의 음악이나 오두막집의 새소리나 김성동 소설가의 새벽 종소리의 공통점은 몸과 마음에 '텅 빈 공간을 만드는 정신'입니다. 그것은 조승우 원장이 이 책 〈완치 비만〉에 언급했던 '법정 스님의 흙방'과 닮았습니다. 그러나 세상은 우리에게 자꾸 무엇을 먹으라고 요구합니다. 오늘은 현미밥에 김치 반찬으로 단출한 식사를 하려 결심하고 퇴근하는데, 골목길에서 순대와 곱창과 삼겹살 냄새가 정신을 혼미하게 합니다. 오늘 저녁은 '텅 빈 뱃속'으로 자려고 사과 한 알 먹고 방으로 가는데, 연속극이 끝나자마자 '칼칼한 청양 치킨!'하면서 광고가 쏟아집니다. '정신 줄'을 잡고 살 수가 없습니다.

조승우 원장의 〈완치 비만〉은 '이렇게 하면 살이 빠진다'라는 세속적인 비법의 책이 아닙니다. 살이 찌는 원인이 단순히 '고열량 칼로리와 운동 부족'이라는 세상의 고정관념을 깨라는 메시지로 가득합니다. 정신 줄을 잡고 살아야 한다는 다이어트의 인문학적 고찰인 셈입니다. 이 책 2장에서 언급한 농부 의사 임동규 선생님과 조승우 원장님, 그리고 저 또한 80kg의 육중한 몸에서 60kg대 초반의 날씬한 몸으로 바뀌었으며 다시는 살이 찌지 않았습니다. 정신 줄을 잡았고 음식을 바꾸었을 뿐입니다.

많은 분이 비만과 질병으로 고통받고 있습니다. 이 책이, 비만과 질병으로 고통받는 당신에게, 밤새 산속에서 길을 잃고 헤매다 발견한 민가의 깜박이는 불빛이 되기를 희망합니다. 저는 책을 팔아 돈을 버는 저잣거리의 장사꾼에 불과합니다. 그러나 조승우 원장이 이 책에서 언급한 에밀리 디킨슨의 시구처럼, '내가 만일 한 마음의 상처를 멎게 할 수 있다면' 저의 삶 또한 헛되지 않을 것입니다.

사이몬북스 대표 강신원

가

〈건강과 치유의 비밀〉 안드레아스 모리츠 지음/정진근 옮김/에디터

〈과식의 심리학〉 키마 카길 지음/강경이 옮김/루아크

〈구석기 다이어트〉 로렌 코데인 지음/강대은 옮김/황금물고기

〈그릿〉 앤절라 더크워스 지음/김미정 옮김/비즈니스북스

〈기적의 건강법〉 서효석 지음/편강

〈과자, 내 아이를 해치는 달콤한 유혹 1, 2〉 안병수 지음/국일미디어

〈기적의 식단〉 이영훈 지음/북드림

〈공해시대의 건강법〉 안현필 지음/길터

〈김철의 몸살림 이야기 上, 下〉 김철 지음/백산서당

〈과식의 종말〉 데이비드 A 케슬러 지음/이순영 옮김/문예출판사

〈고혈압, 약을 버리고 밥을 바꿔라〉 황성수 지음/페가수스

〈기적의 야채즙 건강법〉 노먼 워커 지음/문지사

나

〈나는 뇌입니다〉 캐서린 러브데이 지음/김성훈 옮김/행성B이오스

〈나는 질병없이 살기로 했다〉 하비 다이아몬드 지음/강신원 옮김/사이몬북스

〈내 몸 다이어트 설명서〉 마이클 로이젠, 메멧 오즈 지음/박용우 옮김/김영사

〈늦어서 고마워〉 토머스 프리드먼 지음/장경덕 옮김/21세기북스

〈내 몸이 최고의 의사다〉 임동규 지음/에디터

〈느리게 산다는 것의 의미〉 피에르 상소 지음/김주경 옮김/동문선

〈누우면 죽고 걸으면 산다 1, 2, 3, 4, 5〉 김영길 지음/사람과사람

〈내 몸의 자생력을 깨워라〉 조엘 펄먼 지음/이문영 옮김/샘앤파커스

〈누구나 10kg 뺄 수 있다〉 유태우 지음/삼성출판사

〈내 몸이 아프지 않고 잘 사는 법〉 하비 다이아몬드 지음/김민숙 옮김/한언

〈날빛둥이가 속삭인다〉 아침나무 지음/문빈

〈나는 살기 위해 자연식한다〉 송학운 지음/동녘라이프

〈나는 왜 채식주의자가 되었는가〉 하워드 F. 리먼 지음/김이숙 옮김/문예출판사

〈나는 고백한다, 현대의학을〉 아둘 가완디 지음/김미화 옮김/동녘사이언스

〈내 몸 내가 고치는 식생활 혁명〉 조엘 펄먼 지음/김재일 옮김/북섬

다

〈다이어트 불변의 법칙〉 하비 다이아몬드 지음/강신원 김민숙 옮김/사이몬북스

〈다이어트 진화론〉 남세희 지음/민음인

〈당질 제한식 다이어트〉 에베 코지 지음/이근아 옮김/이아소

〈독소의 역습〉 가쿠 레이카 지음/정지영 옮김/삼호미디어

〈따뜻하면 살고 차가워지면 죽는다〉 김종수 지음/기림

〈더러운 손의 의사들〉 제롬 캐시러 지음/최보문 옮김/양문

〈당신은 뇌를 고칠 수 있다〉 톰 오브라이언 지음/이시은 옮김/브론스테인

〈독소를 비우는 법〉 제이슨 펑 · 지미무어 지음/이문영 옮김/라이팅하우스

〈당신이 병드는 이유〉 콜린 캠벨 지음/이의철 옮김/열린과학

〈당뇨병이 낫는다〉 황성수 지음/페가수스

마

〈맥두걸 박사의 자연식물식〉 존 맥두걸 지음/강신원 옮김/사이몬북스

〈먹어서 병을 이기는 법〉 윌리엄 리 지음/신동숙 옮김/흐름출판

〈모든 출산은 기적입니다〉 정환욱과 자연주의 출산 엄마 아빠들 지음/샨티

〈몸에도 미니멀리즘〉 황민연(베지미나) 지음/사이몬북스

〈밀턴 에릭슨의 심리치유 수업〉 밀턴 에릭슨 지음/문희경 옮김/어크로스

〈먹기 싫은 음식이 병을 고친다〉 임락경 지음/들녘

〈먹지마 건강법〉 손영기 지음/북라인

〈밀가루 똥배〉 윌리엄 데이비스 지음/인윤희 옮김/에코리브르

〈문숙의 자연치유〉 문숙 지음/샨티

〈무엇을 먹을 것인가〉 콜린 캠벨 · 토마스캠벨/유자화 · 홍원표 옮김/열린과학

바

〈뱃살이 쏙 빠지는 식사법〉 에베 코지 지음/김은혜 옮김/더난출판사

〈불교음식학: 음식과 욕망〉 공만식 지음/불광출판사

〈비만의 종말〉 가쓰 데이비스 지음/강신원, 김진영 옮김/사이몬북스

〈비타민제 먼저 끊으셔야겠습니다〉 명승권 지음/왕의서재

〈빼지 말고 빠지게 하라〉 황성수 지음/사이몬북스

〈밥상이 썩었다 당신의 몸이 썩고 있다〉 강순남 지음/참빛

〈병에 걸려도 잘 사는 법〉 김영길 지음/서울셀렉션

〈배신의 식탁〉 마이클 모스 지음/최가영 옮김/명진출판

〈블루존〉 댄뷰트너 지음/신승미 옮김/살림Life

〈비타민 쇼크〉 예르크 치틀라우 저/도현정 옮김/21세기북스

〈병원에 가지 말아야 할 81가지 이유〉 허현회 지음/라의눈

〈밥상혁명을 일으켜라〉 이태근 지음/신아출판사

〈밥따로 물따로 음양식사법〉 이상문 지음/정신세계사

〈불량의학〉 크리스토퍼 완제크 지음/박은영 옮김/열대림

〈병의 90%는 걷기만 해도 낫는다〉 나가오 가즈히로 지음/이선정 옮김/북라이프

사

〈사라진 암〉 한상도 지음/사이몬북스

〈사피엔스〉 유발 하라리/조현욱 옮김/김영사

〈산 음식 죽은 음식〉 더글라스 그라함 지음/김진영, 강신원 옮김/사이몬북스

〈생약학〉 생약학교재 편찬위원회 저/동명사

〈섹스의 진화〉 재레드 다이아몬드/임지원 옮김/사이언스북스

〈소식주의자〉 미즈노 남보쿠 지음/최진호 편역/사이몬북스

〈스마트 체인지〉 아트 마크먼 지음/김태훈 옮김/한국경제신문사

〈시간제한 다이어트〉 조영민, 이기언, 박지연, 최지훈, 이윤규 지음/아침사과

〈쏘팟의 하나만 빼고 다 먹는 다이어트〉 이동훈(쏘팟) 지음/21세기북스

〈소소하지만 확실한 건강이야기〉 오경석 지음/에디터

〈소유의 종말〉 제러미 리프킨 지음/이희재 옮김/민음사

〈사람을 살리는 단식〉 장두석 지음/정신세계사

〈식탁위의 혁명〉 이종임 지음/시공사

〈슈거블루스〉 윌리엄 더프티 지음/최광민 · 이지연 옮김/북라인

〈식원성증후군〉 오사와 히로시 지음/홍성민 옮김/국일미디어

〈쓰지마 위험해〉 고와카 준이치/전혜경 옮김/워너비

아

〈아인슈타인이 말합니다〉 알베르트 아인슈타인, 앨리스 칼라프리스 지음/김명남 옮김/에이도스

〈아침 과일 습관〉 류은경 지음/샘터사

〈암의 역습〉 곤도 마코토 지음/배영진 옮김/전나무숲

〈약물학〉 한국약학대학협의회 약물학분과회 저/신일북스

〈약에게 살해당하지 않는 47가지 방법〉 곤도 마코토 지음/김윤경 옮김/더난출판

〈약용식물 활용법〉 배종진 지음/다차원북스

〈어느 채식의사의 고백〉 존 맥두걸 지음/강신원 옮김/사이몬북스

〈예방접종 어떻게 믿습니까?〉 스테파니 케이브 지음/차혜경 옮김/바람

〈예방접종이 오히려 병을 부른다〉 안드레아스 모리츠 지음/정진근 옮김/에디터

〈요가난다, 영혼의 자서전〉 파라마한사 요가난다 지음/김정우 옮김/뜨란

〈의사에게 살해당하지 않는 47가지 방법〉 곤도 마코토 지음/이근아 옮김/더난출판

〈의지력의 재발견〉 로이 F. 바우마이스터, 존 터어니 지음/이덕임 옮김/에코리브르

〈인생수업〉 법륜 지음/휴

〈이기적 유전자〉 리처드 도킨스 지음/홍영남, 이상임 옮김/을유문화사

〈의사를 믿지 말아야 할 72가지 이유〉 허현회 지음/라의눈

〈약 안 쓰고 수술 않고 심장병 고치는 법〉 딘 오니시 지음/장현갑 옮김/석필

〈우아하게 가난해지는 법〉 알렉산더 폰 쇤부르크 지음/김인순 옮김/필로소픽

〈인간의 흑역사〉 톰 필립스 지음/홍한결 옮김/윌북

〈오두막 편지〉 법정 지음/이레

〈역삼투압 정수기가 사람을 잡는다〉 손상대 지음/서영

〈우리 몸은 석기시대〉 데트레프 간텐 지음/조경수 옮김/중앙북스

〈위험한 과잉의료〉 피터 괴체 지음/ 윤소화 옮김/공존

〈인간이 만든 위대한 속임수 식품첨가물〉 아베 쓰카사 지음/안병수 옮김/국일미디어

〈아무것도 못버리는 사람〉 캐런 킹스턴 지음/최지현 옮김/도솔

〈월든〉 헨리 데이비스 소로우/강승영 옮김/이레

〈오래된 미래〉헬레나 노르베리 호지 지음/양희승 옮김/중앙북스

〈야채즙 과일즙〉 노먼 워커 지음/윤승천 · 김태수 옮김/건강신문사

〈왜 살은 다시 찌는가〉 린다 베이컨 지음/이문희 옮김/와이즈북

〈우리 몸은 거짓말을 하지 않는다〉 이승원 지음/김영사

〈영양의 비밀〉 프레드 프로벤자 지음/안종설 옮김/브론스테인

〈의사도 못고치는 병을 밥장사가 고친다 1, 2, 3〉 강순남 지음/참빛

〈이상구 박사의 잘 먹고 오래 사는 법〉 이상구 지음/여성신문사

〈암은 병이 아니다〉 안드레아스 모리츠/정진근 옮김/에디터

〈암, 더 이상 감출 수 없는 진실〉 트래비스 크리스토퍼슨 지음/조은아 옮김/시그마북스

〈암의 스위치를 꺼라〉 레이먼드 프랜시스 지음/전익주 · 전해령 옮김/에디터

〈약이 사람을 죽인다〉 레이 스트랜드 지음/이명신 옮김/웅진리빙하우스

〈음식중독〉 마이클 모스 지음/연아람 옮김/민음사

〈우리가 몰랐던 백신의 놀라운 비밀〉 후나세 순스케 지음/김경원 옮김/중앙생활사

〈우리는 살이 찌는가〉 케리 타우브스 지음/강병철 옮김/알마

〈왜 고기를 안 먹기로 한거야?〉 마르탱 파주 지음/배영란 옮김/황소걸음

〈의사와 약에 속지 않는 법〉 미요시 모토하루 지음/박재현 옮김/랜덤하우스코리아

〈왜 아플까〉 벤자민 빅먼 지음/이영래 옮김/북드림

〈오키나와 프로그램〉 브래들리 윌콕스 지음/박정숙 옮김/청림출판

〈요리본능〉 리처드 랭엄 지음/조현욱 옮김/사이언스북스

〈영원한 젊음〉 리카르도 콜레르 지음/최유정 옮김/삼인

〈음식혁명〉 제시 인차우스페 지음/조수빈 옮김/아침사과

〈의사들의 120세 건강비결은 따로 있다〉 마이클 그레거 지음/강태진 · 홍영준 옮김/ 진성북스

〈이렇게 먹어야 건강하다〉 조성태 지음/샘이깊은물

〈육식의 종말〉 제러미 리프킨 지음/신현승 옮김/시공사

〈의사도 모르는 기적의 간청소〉 안드레아스 모리츠 지음/정진근 옮김/에디터

〈의사의 거짓말〉 켄 베리 지음/한소영 옮김/코리아닷컴

〈의사는 수술받지 않는다〉 김현정 지음/느리게읽기

〈우리는 쇼닥터에게 속고 있다〉 이태호 지음/오픈하우스

〈인간은 왜 병에 걸리는가〉 R.네스 등 지음/최재천 옮김/사이언스북스

〈암에 걸리지 않고 장수하는 30가지 습관〉 곤도 마코토 지음/홍성민 옮김/더난출판사

자

〈자연치유 불변의 법칙〉 하비 다이아몬드 지음/이문희, 강신원 옮김/사이몬북스

〈젊어지는 법〉(Become Younger) 노먼 워커 지음/국내 미출간

〈제3의 침팬지〉 재레드 다이아몬드 지음/김정흠 옮김/문학사상사

〈조화로운 삶〉 헬렌 니어링, 스코트 니어링 지음/류시화 옮김/보리

〈지방 대사를 켜는 스위치온 다이어트〉 박용우 지음/루미너스

〈지방이 범인〉 콜드웰 에셀스틴 지음/강신원 옮김/사이몬북스

〈지식의 반감기〉 새뮤얼 아브스만 지음/이창희 옮김/책읽는수요일

〈장 비워야 오래산다〉 고다 미쓰오 지음/김윤희 옮김/이지북

〈정자에서 온 남자 난자에서 온 여자〉 존 쿼크 지음/김경숙 옮김/해냄

〈조금씩 천천히 자연식물식〉 이의철 지음/니들북

〈자발적 가난〉 E. F. 슈마허 지음/이덕임 옮김/그물코

〈잡식동물의 딜레마〉 마이클 폴란 지음/조윤정 옮김/다른세상

〈저당 식생활 혁명〉 H.리이튼 스튜워드 지음/박미경 옮김/디자인하우스

〈잘못된 식생활이 성인병을 만든다〉 미국상원영양문제특별위원회 지음/원태진 편역/형성사

〈진짜 채소는 그렇게 푸르지 않다〉 가와나 히데오 지음/전선영 옮김/판미동

〈잘먹고 잘사는 법〉 박정훈 지음/김영사

〈육식: 건강을 망치고 세상을 망친다〉 존 로빈스 지음/이무열 옮김/아름드리미디어

〈죽은 의사는 거짓말을 하지 않는다〉 닥터 월렉 지음/박우철 옮김/꿈과의지

차

〈철학의 위안〉 보에티우스 지음/이세운 옮김/필로소픽

〈총, 균, 쇠〉 재레드 다이아몬드 지음/김진준 옮김/문학사상

〈최강의 식사〉 데이브 아스프리 지음/정세영 옮김/앵글북스

〈치매에서의 자유〉 안드레아스 모리츠/이원기 옮김/에디터

〈침묵의 봄〉 레이첼 카슨 지음/김은령 옮김/에코리브르

〈짠맛의 힘〉 김은숙, 장진기 지음/앵글북스

〈청정 건강법〉 정윤조 지음/양문

〈치유본능〉 김은숙, 장진기 지음/판미동

〈차라리 아이를 굶겨라〉 다음을 지키는 엄마 모임 지음/시공사

〈채식의 유혹〉 김우열 지음/퍼플카우

타

〈태초 먹거리〉 이계호 지음/그리시엄소시에이츠

〈플랜트 패러독스〉 스티븐 R. 건드리 지음/이영래 옮김/쌤앤파커스

〈털 없는 원숭이〉 데즈먼드 모리스 지음/김석희 옮김/문예춘추사

〈탄수화물이 인류를 멸망시킨다〉 나쓰이 마코토 지음/윤지나 옮김/청림Life

〈통증혁명〉 존 사노 지음/이재석 옮김/국일미디어

〈태평이가 전하는 태평농 이야기〉 이영문 지음/연화

하

〈한방병리〉 이종대 지음/정담

〈한방약리학〉 한방약리학 교재편찬위원회/신일북스

〈햇빛의 선물〉 안드레아스 모리츠 지음/정진근 옮김/에디터

〈환자 혁명〉 조한경 지음/에디터

〈호모 데우스〉 유발 하라리/김명주 옮김/김영사

〈효소영양학〉(Enzyme Nutrition) 에드워드 하웰 지음/국내 미출간

〈희망의 밥상〉 제인 구달 지음/사이언스북스

〈화장품, 얼굴에 독을 발라라〉 오자와 다카하루 지음/ 홍성민 옮김/미토스

〈홀로 사는 즐거움〉 법정 지음/샘터

〈효소영양학 개론〉 김기태 외 공저/한림원

〈항암제로 살해당하다〉 후나세 순스케 지음/김하경 옮김/중앙생활사

〈하버드의대가 당신의 식탁을 책임진다〉 월터 C. 윌렛 지음/손수미 옮김/동아일보사

〈효소가 생명을 좌우한다〉 쓰루미 다카후미 지음/남원우 옮김/배문사

기타

〈17일 다이어트〉 마이크 모레노 지음/정윤미 옮김/국일미디어

〈다이어트는 운동 1할, 식사 9할〉 모리 다쿠로 지음/안혜은 옮김/이다미디어

〈4주 해독다이어트〉 박용우 지음/비타북스

〈100년 동안의 거짓말〉 랜덜 피츠제럴드 지음/신현승 옮김/시공사

〈100세 인생도 건강해야 축복이다〉 라시드 부타르 지음/제효영 옮김/라이프맵

〈1日 1食〉 나구모 요시노리 지음/양영철 옮김/위즈덤스타일